筋ホルモン マイオカインの威力

筋肉から分泌される健康物質の正体

Aoi Wataru
青井 渉

KAWADE夢新書

筋肉から放出されるホルモン「マイオカイン」の効能とは――まえがき

運動が健康を守るメカニズム

運動は体にいい。

これは現代人の常識です。たいていの人は、健康診断の結果を見ながらお医者さんにいわれたことがあるのではないでしょうか。ストレスを溜めないように、お酒はほどほどに、食事に気をつけて、そして最後にはいつも、適度な運動を心がけましょう、と。

どんな疾病《しっぺい》リスクであっても、「適度な運動」は必ずといっていいほど推奨される予防の第一歩、健康維持の基本です。

実際に、運動が体によいことは、古くから知られている事実ですし、エビデンスとなるデータもあります。しかし、なぜ「体にいい」のか、その仕組みについてはわからないことが多かったのです。仕組みがわからないまま、運動は推奨されてきました。

たとえば１９８０年代、アメリカを中心に健康に対する意識が高まります。ターゲットになったのは肥満、今でいうメタボです。とにかく太っていると、心臓病や脳卒中になるリスクが高いということがわかり、多くの人がダイエットをするようになりました。

体重を減らすには、食事の量を減らすか、運動をして脂肪を燃やすか、どちらかとなれば、多くの人は食事を減らすよりも、運動で体重を減らすことを選びたがります。その頃から、運動と健康の仕組みについて掘り下げて研究されるようになりました。

太っていると心臓病や脳卒中になりやすい、運動して体重を減らすと心臓病や脳卒中のリスクも減る。これは疫学《えきがく》データがあります。

理由はわからないけれども、現象としてはそういうことが起こる。そのメカニズムとしては、運動するとエネルギーを消費する、エネルギーとなるのは糖質や脂肪なので、それらを燃やすことで体脂肪が減り、また血糖値が下がるということだろう、そう考えることもできます。

一方で、運動をすると大腸がんのリスクが下がる、ということも疫学データからわかっています。いったいなぜなのか。こちらのほうは、脂肪燃焼や血糖値では説明がつきません。運動によって便秘が解消されるから。あるいは、運動することによって体の免疫力が上がり、がんの発現を抑えてくれるから。

こうしたいくつかの仮説について議論されてきましたが、どれも確証がなく推察の域を出ることはありませんでした。

マイオカインの発見から謎を解く！

２０００年代に入った頃、運動と健康の仕組みについて大きな発見がありました。運動によって、筋肉からなんらかの物質が分泌され、それが体に影響を与えていることがわかったのです。

「運動によって」と一口にいっても、運動をすることによって、その都度分泌される物質もあれば、運動によって筋肉が太くなる、あるいは筋肉の質が良くなることによって、普段から分泌される量が増えるという物質もあります。

その多くは、体によい働きをするものですが、なかにはわるい働きをするものもあります。それらの筋肉から分泌される物質を総称して「マイオカイン」と呼びます。筋細胞（マイオサイト）から分泌される生理活性物質（サイトカイン）で、マイオカインです。

このマイオカインの働きは、まだすべてが解明されているわけではありません。しかし、たとえば「脂肪を分解する」「血糖値を下げる」「がんを予防する」などの重要な働きをすることがわかってきました。

それによって、日本に予備軍も含めて１０００万人いるといわれる2型糖尿病を予防したり、日本人の死因のつねに上位にあるがんを予防したりすることが可能になります。また、脳に働きかけて認知症やうつなどの予防にも効果があることもわかっています。さらには年齢とともに身体機能が低下するフレイル、骨粗鬆症《こつそしょうしょう》の予防、美肌など、さまざまな効果があることが、複数の研究結果から明らかになりつつあります。

筋トレの目的、価値の大転換

このマイオカインの発見によって、筋肉あるいは筋トレの意義が今までとはまったく変わったといってもよいでしょう。

それまで、筋トレといえば、スポーツをしている人が、身体能力のアップを期待して体をつくるためにするもの、というイメージでした。あるいは〝鍛えられた体〟をつくるためにジムで筋トレをするという人もいます。体をつくること自体を目的としたボディビルという競技もあります。脂肪を減らして筋肉をつけ、ダイエットに役立てたいという人もいるでしょう。

もしも医師から「適度な運動をしましょう」といわれたときに、一般の人が思いつくのはジョギングやランニング、あるいはテニスなどの娯楽を兼ねたスポーツで、筋トレをはじめようと思う人は少数派ではないでしょうか。

ところが、今や筋トレはパワー系のスポーツ選手やボディビルダーだけのものではありません。運動や筋トレして筋肉を動かすと、筋肉からマイオカインを分泌する。筋トレの効果はいろいろありますが、このマイオカインがメッセンジャーとなって、全身の臓器に働きかけ体を整えることで、筋トレはただ「脂肪を落として、無駄のない強靭《きょうじん》な体をつくる」だけでなく、病気や老化を予防し、健康を維持するためにも重要な習慣になりうることが示されたのです。

筋肉が健康に果たす役割を知る

2024年1月、厚生労働省が新たな「健康づくりのための身体活動・運動ガイド2023」を発表しました。これは、1989（平成元）年に策定された「健康づくりのための運動所要量」をはじまりとして、以来何年かごとに改訂されて、現在に至っています。

この中で、2023年版で新たに推奨事項として加わったのが「筋トレ」です。

健康づくりのために、成人の場合で1日60分（約8000歩以上）、高齢者の場合で1日40分（約6000歩以上）の身体活動を推奨していますが、2024年に改訂された最新版では、新たに成人・高齢者ともに「筋力トレーニングを週2〜3日」と明記されるようになりました。

運動が体にいいのはなぜなのか。ジョギングだけでなく筋トレもしたほうがよいのはなぜか。アスリートだけでなく、若者から高齢者まで誰もがもっと筋肉をつくったほうがいいのはなぜなのか。そのメカニズムをより深く理解することで、日々の生活に上手に運動を取り入れて、健康維持に役立てていただきたいと思います。

青井　渉

筋ホルモン マイオカインの威力／目次

1章 筋ホルモンの発見で「筋肉の役割」の常識が一変した！

2章 脳、血管から免疫にまで及ぶマイオカインの働き

3章 マイオカインの正体はこうして解明された

4章 マイオカインを活かす〈正しい食習慣〉のすすめ

5章 質のいい筋肉を育てる〈正しい運動習慣〉のすすめ

終章 〝大切な臓器〟筋肉を鍛えて健康を守る時代に

装幀◉こやまたかこ
イラスト◉青木宣人
協力◉岡本象太

1章

筋ホルモンの発見で「筋肉の役割」の常識が一変した！

マイオカインとは？

「ホルモン」という言葉をよく耳にすると思います。医学的に定義するなら「体内のある部位から分泌されて、血流にのって他の臓器・器官に運ばれ、そこでなんらかの働きをする化学物質」。

たとえば、よく知られているものでは、成長ホルモン。これは脳の下部にある脳下垂体《のうかすいたい》というところから分泌されて、血流にのって全身の骨や筋肉を成長させる、という働きをしています。あるいはアドレナリン。これは興奮すると腎臓の上にある副腎《ふくじん》というところから分泌され、心拍数や血圧を上昇させる働きがあります。

このように、私たちの身体が正しく機能するように、臓器から他の臓器にメッセージを伝えるメッセンジャー、それがホルモンです。

これまで、2000年頃までは、ホルモンを分泌するのは、脳や副腎に加え、甲状腺《こうじょうせん》、生殖器など一部の臓器・器官と考えられていました。

ところが、実は筋肉もなんらかの化学物質を出している、つまりホルモンを分泌している、ということが最近の研究でわかってきたのです。

この、筋肉から分泌するホルモンを総称して、「マイオカイン」と名付けられました。

筋肉の働きといえば大きく2つ、1つは体を動かすこと、もう1つは食べたものを燃やすこと。つまり、脂肪や糖を燃やしてエネルギーに変え、それによって体を動かす、そのために筋肉はあると考えられていました。

しかし、マイオカインの発見は、筋肉の働きとは何か、私たちの体にとって筋肉をどう位置付けたらよいのか、筋肉の存在意義が、大きく変わることを意味しています。

筋肉は、エネルギーを消費し、体を動かしているだけではなく、自ら発信してメッセージを送り出し、他の臓器に働きかけて、全身の健康を維持するのに貢献している。そのメッセンジャーとして重要な役割を担っているのがマイオカインなのです。

素朴な疑問、なぜ「運動は健康にいい」のか

運動は体によい、運動すると健康になる、ということは古くから知られていました。厚生労働省が策定している運動基準が、「健康づくりのための身体活動・運動ガイド202

3」として、2024年に10年ぶりに改訂、発表されましたが、この中に「身体活動・運動量の多い者は、少ない者と比較して循環器病、2型糖尿病、がん、ロコモティブシンドローム、うつ病、認知症等の発症・罹患《りかん》リスクが低いことが報告されている」と書かれています。つまり、運動をするとさまざまな疾病を予防してくれるということが具体的に明記されているのです。

運動は確かに特定の疾病の予防、または治療の効果があることがわかっています。循環器病や糖尿病に運動療法が有効なことは、すでに多くの方がご存じでしょう。運動療法に限らず、運動によって血圧、血糖値、肥満、悪玉コレステロールなどが改善し、リスクを低減してくれることには、すでに多くのエビデンスがあります。

一方、ロコモティブシンドローム、認知症については、実は前回の2013年の改訂の際に新たに書き加えられたものです。

「運動は健康によい」といっても、これまであまり運動と結びつけられることがなかったこれらの疾病が、実は運動と深く関係している、運動習慣によって予防できるというエビデンスが積み重なってきた、というのが現在の状況です。そして、そのメカニズムの鍵を握るのが、マイオカインというわけなのです。

「健康と運動の関係」の鍵を握るマイオカイン

運動の重要性、健康な日常生活を送るために運動習慣を取り入れることの重要性が注目され出したのは1980年代のことでした。前述したとおり、アメリカで肥満者が急増し、社会問題化したことが発端《ほったん》です。

原因は高脂肪・高エネルギー（カロリー）の食習慣や生活習慣の変化、要するにファストフードなどの外食産業が発展して、食べる〝サイズ〟も大きくなったことが要因といわれています。実際、肥満が原因の心疾患、脳梗塞《のうこうそく》、がんなどの死者が急増しました。

その頃から「健康のために運動をしよう」が、都市生活者の常識になりはじめました。そして、どんな運動が健康によいのか、運動をすると体はどう変わるのか、などさまざまな研究がおこなわれてきました。運動と健康に関するデータが収集され、運動習慣のある人は死亡率が低い、肥満の人は心臓病や脳卒中になるリスクが高い、などの事実が明らかになってきたわけです。

一方で、そういった事実はデータから明らかになってきたものの、なぜそうなるのか、というメカニズムについては、よくわかっていませんでした。体を動かせばエネルギーを消費し、血糖値を下げる、体脂肪を燃やすということはわかるのですが、そこから先がなかなか明らかになっていきません。

たとえば免疫についての議論もその1つです。運動習慣のある人は、大腸がんの罹患リスクが低い。これはデータからわかっていたことですが、その原因については血糖値や体脂肪では明確に説明がつきません。おそらく免疫機能が関係しているのだろうと考えられていました。大腸がんに限らず、がんは体の中の異物です。がん細胞の〝芽〟は毎日数百～数千のレベルでできているといわれていますが、これを免疫細胞が退治することで私たちの体は健康な状態を保っています。

しかし、たとえば加齢などによって免疫機能が弱くなってくると、相対的にがん細胞の力が上回り、がんが発現する、というのがセオリーです。運動をすることによって、免疫力が上がり、大腸がんの発現を抑えてくれるのではないか、このようなメカニズムが議論されてきましたが、科学的エビデンスが足りず、長らく推察に過ぎませんでした。

しかし、後述するように、マイオカインの中には大腸がんの発現を予防する働きをするものがあることがわかっていますし、そのメカニズムについても解明されています。

今後、マイオカインの役割がますます明らかになっていくことで、がんに限らずこうした疾病と身体活動（運動）の関係についてのメカニズムが、大きく解明されることが期待されています。

マイオカインは、どのようにふるまうのか

筋肉とマイオカインについて、全体像を整理しておきましょう。

私たちの体にある筋肉は、その量や質が大きく変化します。たとえば、運動したり筋トレをしたりすれば、筋肉は太く大きくなります。反対に、歳をとったり、あまり動かさないでいると、小さくなって質も悪くなります。この性質を可塑性《かそせい》といいます。

この可塑性のある臓器である筋肉が、代謝をしながら、同時にマイオカインを分泌しています。このマイオカインをメッセンジャーとして、筋肉はさまざまな臓器とコミュニケーションをとっている、そして全身の働きを整えることに貢献しているということなのです。ここで分泌という言葉を使いましたが、厳密にいうと、分泌には次の3つがあります。

⑴自己分泌（自分で分泌した物質が自分に作用する）

筋肉は全身とコミュニケーションをとる（図1）

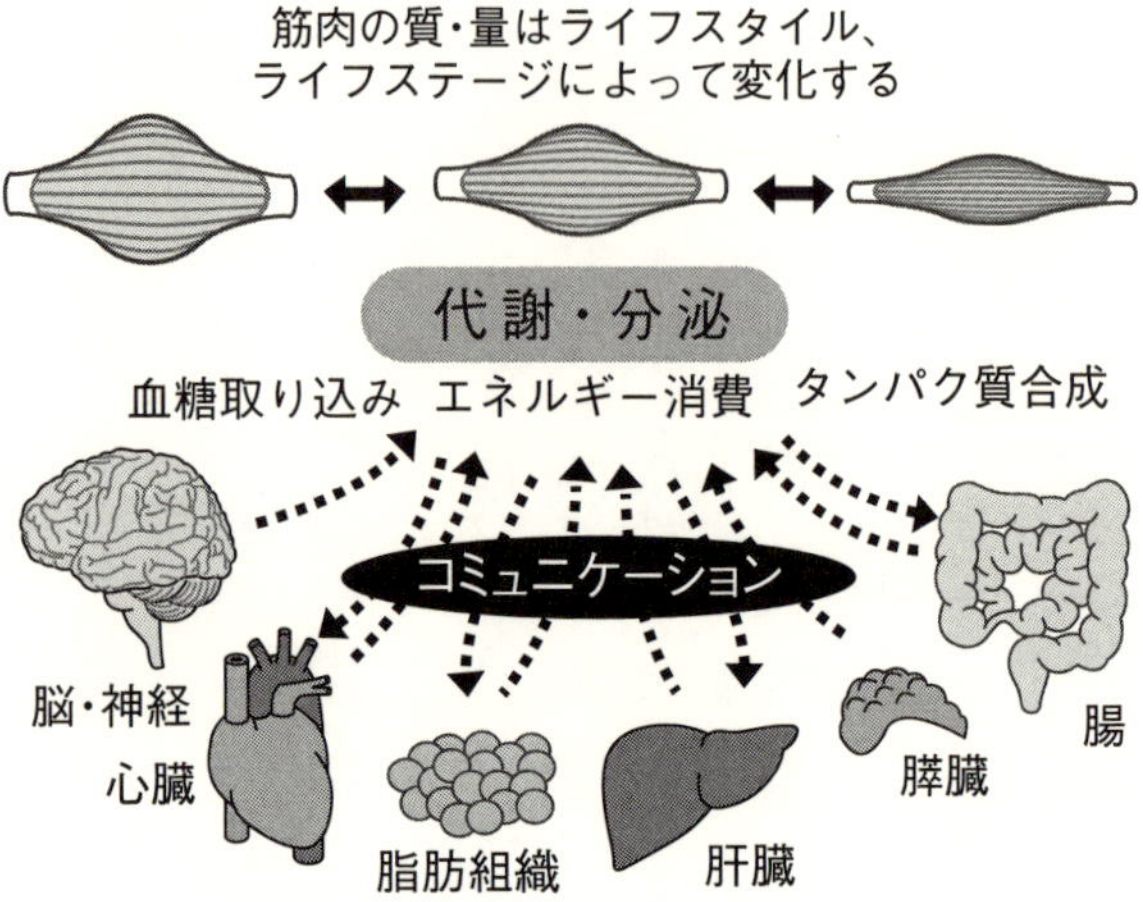

(2) 傍《ぼう》分泌（近隣にある細胞や組織に作用する）

(3) 内分泌（分泌した物質が血流によって運ばれて遠隔で作用する）

たとえば筋肉から分泌したマイオカインが筋肉自身に作用して、太くしたり質を良くしたりする、これが自己分泌です。

傍分泌は、自己分泌と似ていますが、筋細胞から分泌された物質が、筋肉内の他の細胞に作用する場合です。筋肉の中には血管も通っていますし、神経もあります。筋細胞から分泌されたマイオカインが、血管の細胞や神経の末端細胞などに作用するような分泌の仕方、これが傍分泌です。

内分泌は、分泌物質が血流に運ばれていって別の臓器の〝鍵穴〟に〝鍵〟を差し込

骨格筋は活性物質マイオカインを分泌（図2）

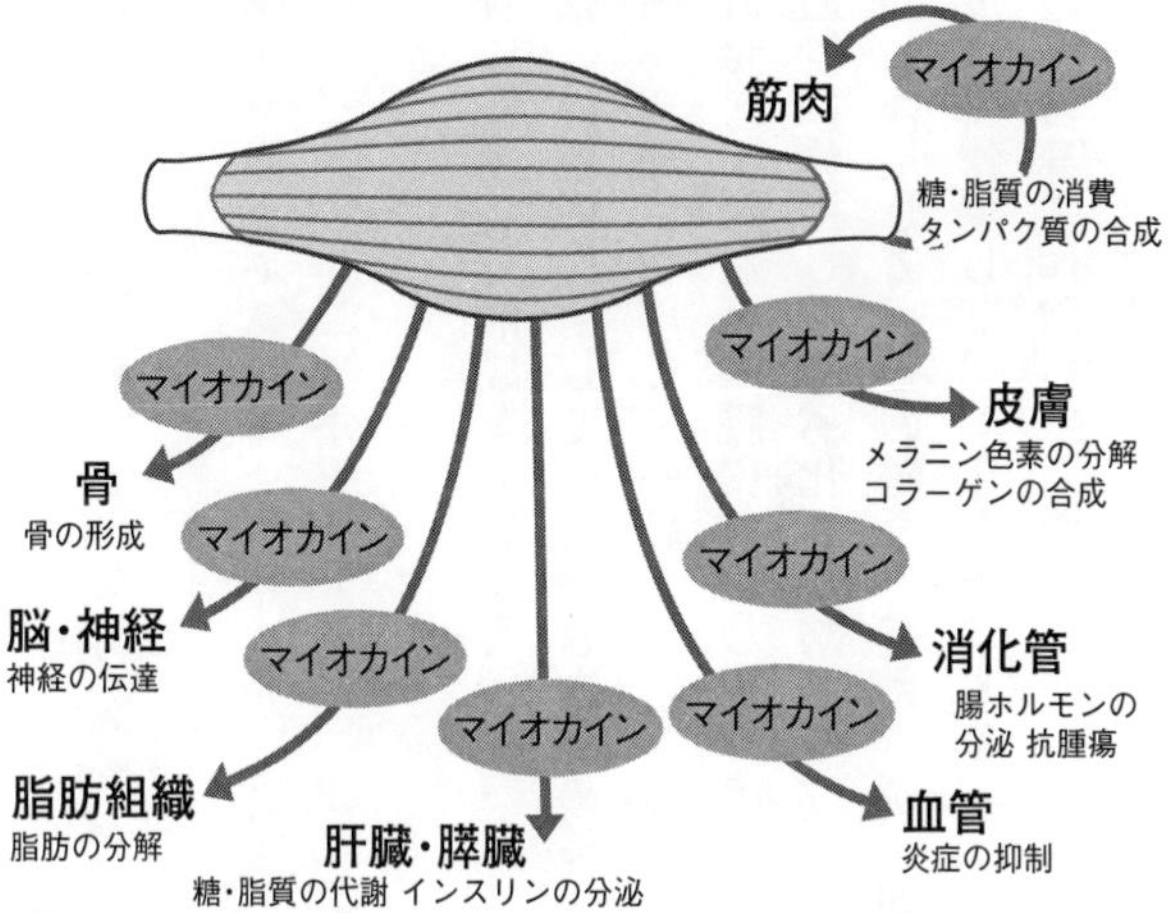

出典：Aoi W, Chapter 9. In The plasticity of skeletal muscle-from molecular mechanism to clinical applications, Springer（2017）を改変

むようにして、遠隔で作用する場合です。血液を調べて検出できるものは、この内分泌物質ということになります。

ホルモンとは、一般にはこの内分泌作用をもっているものをいいます。ただし、より広義に解釈すれば、自己分泌・傍分泌物質も含めてホルモンと呼ぶことができます。

マイオカインの中には、実は自己分泌や傍分泌で作用するものがたくさんあります。その場合は筋肉だけ、あるいは筋肉の周辺の局所だけで作用（タンパク質の合成etc）が完結します。むしろ、内分泌作用で全身に働きかけるマイオカインのほうが選ばれた〝選抜部隊〟ということもできるかもしれません。

実に多岐にわたる、マイオカインの働き

選抜部隊であるマイオカインが、各臓器とどんなコミュニケーションをしているかは、のちほど詳しくご紹介しますが、ここでは全体像をざっくりご紹介しましょう（図2）。

たとえば、

・骨に作用して形成を促進する。
・脳・神経に作用してその働きを高める。
・脂肪組織に作用して脂肪を分解する。
・肝臓・膵臓《すいぞう》など内臓に作用して、その働きを整える。
・血管に作用して、劣化を予防する。
・腸に作用して、その働きを整え、がん細胞の生成を防ぐ。
・皮膚に作用して、老化を予防する。
・筋肉自身に作用して（傍分泌・自己分泌）、筋肉を太くし、燃焼能力を高める。

これらは、マイオカインの働きの代表的なものではありますが、ほんの一例に過ぎませ

ん。すでに解明されているもの、解明されていないものも含めて、もっと複雑で幅広い働きをしていると考えられています。

また、1つのマイオカインが1つの働きしかしていない、というわけではありません。たとえば、SPARCというマイオカインは、血糖値を下げる働きもするし、大腸がんを予防する働きもしています。他にもいくつもの働きがあることがわかっています。他のマイオカインも同様です。

また、まったく別のマイオカインが、同じ働きをもっていることもあります。たとえば、アイリシンというマイオカインは体脂肪を減らす働きをしますが、γ《ガンマ》アミノイソ酪酸《らくさん》というマイオカインもまた同じ働きをもっています。

また、同じマイオカインが、筋肉以外のところからも分泌されているものもあります。たとえば、運動によって筋肉から分泌されるインターロイキン-6というマイオカインは、筋肉以外にも白血球などからも分泌されていて、こちらのほうがむしろ昔から知られていて有名なくらいです。

ひとつひとつのマイオカインについて、こんな臓器・器官でこんな働きをしていると掘り下げていくと、複雑でかえってわかりにくい話になってしまうので、とりあえず、「筋肉から分泌したマイオカインはあちらこちらのさまざまな臓器・器官に働きかけて、いろいろな働きをしている」と理解してください。筋肉から発信して、全身とつながっている、コミュニケーションしている、というイメージが、マイオカインを理解するうえで大切だと思います。

ひとつひとつのマイオカインの働きは、細胞レベルの研究から、マウスを使った実験、あるいはヒトを使った研究などで次々と明らかになっています。

ただし、まだエビデンスレベルはまちまちです。人類的課題である肥満や生活習慣病に関係する脂肪の燃焼や筋肉の増強などには興味をもつ研究者も多く研究例も多いので、エビデンスレベルも高くなっています。一方、皮膚に作用してハリのある肌を保つ、いわゆる美容に関するアンチエイジング効果などは、エビデンスレベルは低いのですが、メディアで紹介されることも多く、注目度も上がっています。

マイオカインは何種類あるのか

マイオカインと呼ばれるものはいったい何種類ぐらいあるのでしょうか、あるいは発見されているのでしょうか。最新の研究結果などを見ると、「600種類以上」としているものが多いようです。ただし、このほとんどは〝名前はわからないけれども塩基配列や分子量だけはわかっている〟レベルの物質です。

まだ名前もわからない物質が600もあることがなぜわかるのでしょうか。マイオカインは、セクレトーム解析という手法を使って調べます。

セクレトーム解析とは、細胞外に分泌されたタンパク質を質量分析などで網羅《もうら》的に解析する手法です。

筋肉の組織や細胞を採取して培養液に浸しておくと、やがていろいろな物質が溶け出してきます。この培養液をセクレトーム解析すると、600くらいのなんらかのシグナルがある、ということから、筋肉から分泌されている物質はどうも600種類くらいありそうだということがわかるわけです。この数字は解析の精度が上がるにつれて、今後年々増えていくかもしれません。

ただし、このほとんどは「筋肉から出ているなんらかの物質」というだけで、どんな物質なのか、何をしているのか、詳しいことは何もわかっていません。物質として同定されているものは、そのうち10%程度、数にして約50くらいでしょう。

マイオカインの定義はいろいろある

実はこの数字は、どこまでをマイオカインと呼ぶか、という定義の仕方で変わってきます。筋肉から分泌される物質にはさまざまなものがありますが、マイオカインと呼ばれるものは基本的にはタンパク質、またはタンパク質のさらに短い断片であるペプチドです。今後たびたび登場するインターロイキン-6、アイリシン、SPARCなどは、すべてタンパク質で、これを「狭義のマイオカイン」と呼ぶことができます。

このほかにも、運動をすると筋肉から分泌される物質としては、乳酸がよく知られていますが、これは代謝産物であり、狭義のマイオカインには含まない、という考え方もあります。しかし、乳酸が重要な役割をしていることはわかっているので、こうした代謝産物もマイオカインに含める場合があります。私自身、乳酸をかつて研究していたということもあり、この本では乳酸についても何度か言及しています。

また、micro RNA（マイクロRNA）などの核酸なども筋肉から分泌する物質として、マイオカインに含むことがあります。

さらにいえば、エクソソームというものも最近注目されています。これは、細胞から放出される直径数十nm（ナノメートル、1nm＝100万分の1mm）程度の細胞外小胞と呼ばれるものですが、この小胞の中にさまざまな物質を入れて送り出しています。

micro RNAなどは基本的にすべてこの中に入っていますし、他にもタンパク質や代謝物などもこの中に入っているものもあります。これまで、あまり手付かずの分野でしたが、10年ほど前からトピックになっていて、ここ数年は分野を超えて注目を集めています。

私も、3年ほど前に、筋肉からエクソソームが分泌されて、肝臓や腸などさまざまな臓器に作用してコミュニケーションしているということを、海外の科学誌に紹介したことがあります。

このように筋肉から分泌するものはさまざまなものがありますが、すべてを包括して、「広義のマイオカイン」として捉えることもできます。

ただし、私たち研究者が研究対象として扱うのは、構造や働きがある程度わかっている狭義のマイオカイン、その中でもとくに重要な働きをしているであろうコアなマイオカインということになります。数にして20種類かその前後ということになるでしょう。

もちろん、今後の研究でたとえば「運動は○○にも効果的である」などと新たなデータが出てくれば、そこにはおそらくなんらかのマイオカインが関与している可能性が高いでしょうし、それを特定しメカニズムを解明すべく研究が進められるでしょう。こうして研究対象となるマイオカインは今後もどんどん増えていくだろうと思います。

いつ、どのように分泌されるのか

マイオカインは「筋肉から分泌され、体にさまざまなよい働きをしてくれる」と説明してきましたが、ではいったいどのようなときに分泌されるのか。運動による分泌の仕方は、大きく2分類できます。

1つは、運動をするとその度に筋肉から分泌されるもの。これは普段運動習慣がない人でも筋肉を動かせば自動的に分泌されます。

もう1つは、1回ごとの運動ではそれほど分泌されることはないのですが、運動を習慣とするうちにじわじわと出てくるものです。このタイプのマイオカインは、多くの場合、不活動（運動不足）や加齢などによって分泌が減ってくる傾向があります。

また反対に、不活動や加齢などによって、分泌量が増えてくるものもあります。たいて

マイオカインがつくられる仕組みのイメージ（図3）

DNA
↓ 転写
m（メッセンジャー）RNA
↓ 翻訳
筋タンパク質（マイオカイン） ← 食事タンパク質（材料の供給）

いは、いわゆる老化現象などに関与する〝悪玉〟マイオカインです。

分泌の仕組みも代表的なパターンが2つあります。

1つは、発現・代謝反応。運動して、生成メカニズムのスイッチがオンになると、その場でどんどんつくり出されていくものです。運動をすると筋肉の中でさまざまな化学反応が活発になります。するとDNAからmRNA（メッセンジャーRNA）へ、さらにはタンパク質へ、転写・翻訳が活発におこなわれ、新たに生み出された物質が筋肉の外に分泌していく、というイメージです。

もう1つは、構成物質の分泌。簡単にいえば、すでにあるものが染み出してくる。もともと筋肉の中にある物質が、運動をして筋収縮を繰り返すことによって絞り出されてくる、というイメージです。

マイオカインの研究でよく議論になるのは、運動直後にある物質が血液中に増えたというデータがあっても、果たしてそれが筋肉から出てきたものかどうかは、それだけではわからない、ということです。筋肉から分泌されたものでなければ「マイオカイン」ではない、ということになってしまいます。そこで、確かに筋肉から分泌されたものであることを証明するステップが必要になります。

マイオカインはすべて体によいのか

多くのマイオカインは、前述したように、脂肪を燃やす、がんを予防するなど、体によい働きをします。「運動が体によい」のは、運動によって分泌されたマイオカインが前述したようなよい働きが関係しています。

一方、体にわるい働きをするマイオカインもあります。これらは、運動不足や加齢によって分泌が増え、筋肉を萎縮《いしゅく》させたり、骨を弱くしたりします。つまり、運動不足が体にわるいのも、やはりマイオカインのせい、ということもあるわけです。前者を「善玉マイオカイン」、後者を「悪玉マイオカイン」と呼ぶこともできそうですが、単純に善玉／悪玉と決めつけてしまうこともできないのが、マイオカインの面白いところです。

代表的なマイオカインの1つ、インターロイキン-6を例にしてご説明しましょう。インターロイキン-6は、このあと説明するように2003年にはじめて筋肉の収縮によって分泌されることが発見されますが、実はそれ以前から炎症性サイトカインとしてよく知られた物質でした。つまり「悪玉」だったわけです。

このインターロイキン-6が、運動すると筋肉から分泌され体によい働きをしているとわかったときには議論になりました。炎症性物質のはずなのに、これはどういうことなのか。そのメカニズムは、次のように説明できます。

インターロイキン-6は、炎症反応の調整などで重要な働きをしますが、風邪をひいたり、インフルエンザやコロナウイルスに罹患したりなどの急性ストレスを受けると、急激に分泌量が高まります。過剰に分泌されたインターロイキン-6は、発熱、頭痛などの炎症を引き起こします。

一方、メタボリックシンドロームのように内臓脂肪の増加がじわじわと慢性のストレスを与え続けている場合も、やはりインターロイキン-6が分泌されます。つねに一定の高いレベルで分泌され続け、ボディブローのように心臓や脳を蝕《むしば》んでいきます。

インターロイキン-6の分泌のメカニズム（図4）

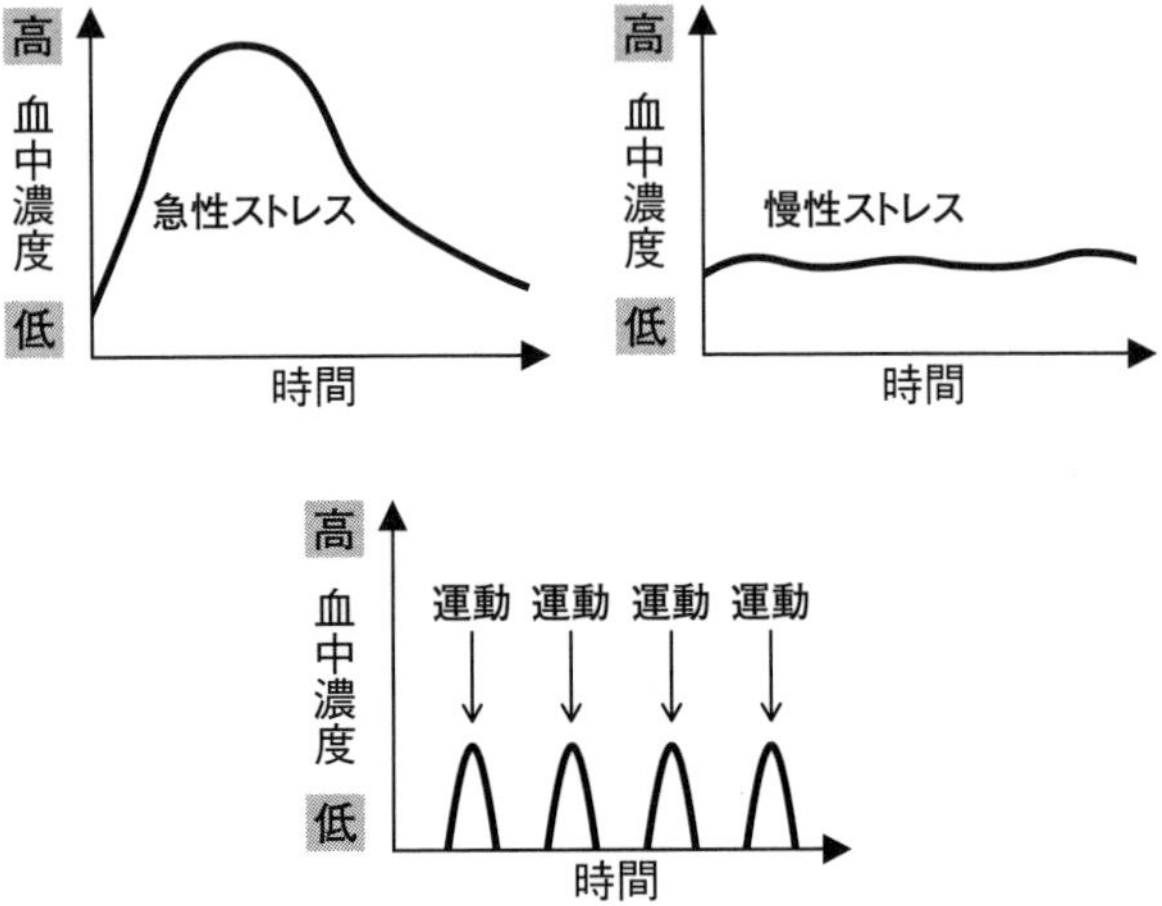

つまり、急性ストレスで急激に大量に分泌されるときも、慢性ストレスでつねにじわじわと分泌されているときも、体には害を与えているので〝悪玉〟です。

ところが、運動をすると、インターロイキン-6は、図4（下）のようにその都度、一時的に中程度分泌されます。急性ストレスのときほど大量ではなく、中程度の分泌量です。

このように「運動による一時的な分泌」を繰り返すことで、しだいに平時の分泌が下がっていくことがわかっています。つまり、慢性ストレスによる炎症を抑える働きがあるのです。これはホルミシス効果と呼ばれ、大量に暴露すると有害な物質でも、少量暴露するとそれが刺激になって抗炎症反応を引き起こし、むしろ体に有益な作用をもたらす、というもの。運動によって体を鍛えることは、同時に細胞レベルでも鍛えているということなのです。

ケースバイケースで善玉にも悪玉にもなる

結局のところ、人間の体は急激に襲ってくる強いストレスに弱く、また、つねにジワジワと押し寄せてくる絶え間ないストレスにも弱い、という性質があります。そこで、定期的に無害な程度のストレスに触れて慣れておくことで鍛えられる、という性質があるのではないかと思います。

マイオカインには善玉と悪玉があるといいましたが、必ずしもどちらかに決まっているわけではなく、同じマイオカインでも、ときには善玉になったり悪玉になったりすると考えるべきでしょう。

これは例に挙げたインターロイキン-6に限ったことではありません。たとえば善玉の代表のような成長ホルモン。成長ホルモンは脳下垂体《のうかすいたい》から分泌され、筋肉量を増大させたり、脂肪を燃焼させたりさまざまな働きをしていますが、筋トレをすることでその分泌が高まります。

筋トレの目的の1つは、成長ホルモンの分泌を促すことです。しかし、この成長ホルモンでさえ、過剰に分泌されると先端巨大症やがんなどの疾病の原因になることもあります。やはり、運動によってパルス型で分泌される場合に、よい働きをするといえます。そういう意味でも、私たちの健全な生活を維持するためには、習慣的な運動はなくてはならない要素だということがよくわかります。

筋トレか、有酸素運動か?

マイオカインは運動によって分泌されると説明してきましたが、ではどのような運動をすればいいのか、と疑問をおもちになる方もいるでしょう。ジョギングのような有酸素運動をすればいいのか、それとも筋トレをすればいいのか。実はこれは、多くの研究者やスポーツ関係者も興味をもっているところで、たびたび議論になることでもあります。

有酸素運動や筋トレとマイオカインの関係について、ある程度の仕組みがわかってきています。

有酸素運動をすると代謝が良くなり、筋肉の質が向上します。このときミトコンドリアが増えるとともに、代謝を良くして脂肪を燃焼させるマイオカインが多く分泌されます。筋トレをすると、その都度、筋肉や骨を太く、強くするようなマイオカインが多く分泌されます。どちらがよいということではなく、求める効果、目的によって違ってくるということです。

また、筋トレを続けると筋肉が太くなります。この太くなった状態で有酸素運動をすると、より多くのマイオカインが分泌されます。

総合してみると、厚生労働省のガイドでも1日8000歩相当のウォーキングに加え、週2～3日の筋トレを推奨しているように、両方おこなうのがやはりベストでしょう。片方だけでは50点、まったくやらないよりはマシといえますが、両方やることで100点、あるいはそれ以上の効果が得られる、と考えるのがよいと思います。

最初に発見されたマイオカインは「インターロイキン-6」

マイオカイン研究はいつ頃からはじまったのでしょうか。

筋肉が何か化学物質を分泌している、ということがわかり、そしてこれらがマイオカインと呼ばれるようになったのは2003年のことでした。名付けたのは、デンマーク・コペンハーゲン大学のベンテ・ペダーセン博士らのグループ。マイオカインの話になると必ず名前が出てくるような有名な研究者です。私も国際学会等で何度かお会いしたことがあります。

彼女たちのグループは、運動と免疫についてずっと研究をしていました。たとえば、高強度トレーニングを続けるアスリートは風邪をひきやすいという事実があります（これはオープンウィンドウセオリーと呼ばれる現象で、5章で解説します）。このことを含めて、運動と免疫機能には何か関係があるのではないか、研究を進める中で彼女らが注目したのはインターロイキン-6をはじめとする物質です。

インターロイキン類は、免疫に関連するサイトカイン（細胞から分泌される生理活性タンパク質）で、インターロイキン-6以外にもいくつもの種類があります。被験者にサイクリングなどの運動をさせながらこのインターロイキン類の血液中の濃度を調べるうちに、運動直後にインターロイキン-6が大量に増える、しかも急激に増える、ということに気がつきました。

インターロイキン-6自体は、その頃すでによく知られたサイトカインで、主に白血球から分泌されると考えられていました。しかし、彼女らは、実験の結果から白血球から出ているのではなさそうだ、どうも筋肉から直接出ているのではないかと考えて、これを突き止めたのです。

この研究成果が発表されたときには、私を含めて世界中の筋肉研究者の大きな注目を集めたものです。白血球から出るはずのインターロイキン-6が、まさか筋肉から多量に分泌されているとは、誰も思いつかなかったのです。

さらに、インターロイキン-6は、前述したように炎症を誘発する〝悪玉〟サイトカインとしてよく知られていました。運動によって分泌され、それが体によい働きをする、ということが報告されたとき、にわかには信じられないという研究者も多く、長らく議論が続きました。

インターロイキン-6が悪玉でも善玉でもあることは、すでに述べたとおりです。これを契機に、インターロイキン-6だけではなくさまざまな化学物質が筋肉から分泌され、さまざまな働きをしていることがわかってくるのですが、この、すでにサイトカインとして知られていたインターロイキン-6が、マイオカイン第1号ということになります。

明らかにされた〝マイオカイン第1号〟の働き

ここでインターロイキン-6と運動の関係について少し説明しましょう。「膝《ひざ》の伸展運動」「サイクリング」「ランニング」「エキセントリック・エクササイズ」の4種の運動をしたときの実験データを集めて、それぞれインターロイキン-6がどのくらい増えるのか比較しています（図5）。

エキセントリック・エクササイズとは伸張性筋収縮運動といって、筋肉が収縮した状態から負荷をかけながら伸ばしていく動きで、筋肉に強い負荷をかけるのに役立つといわれるエクササイズです。

ここからわかるのは、程度の差はあっても、どのような運動でもインターロイキン-6は分泌されるということ。とくにランニングで多く分泌されるということです。日常生活では、筋トレを長時間続けることはないので、ランニングやサイクリングなどをすると、どっと出てくると思ってもらえばよいと思います。

もう1つのグラフ（図6）は、通常時と低グリコーゲンレベルでインターロイキン-6

運動の種類によるインターロイキン-6の分泌（図5）

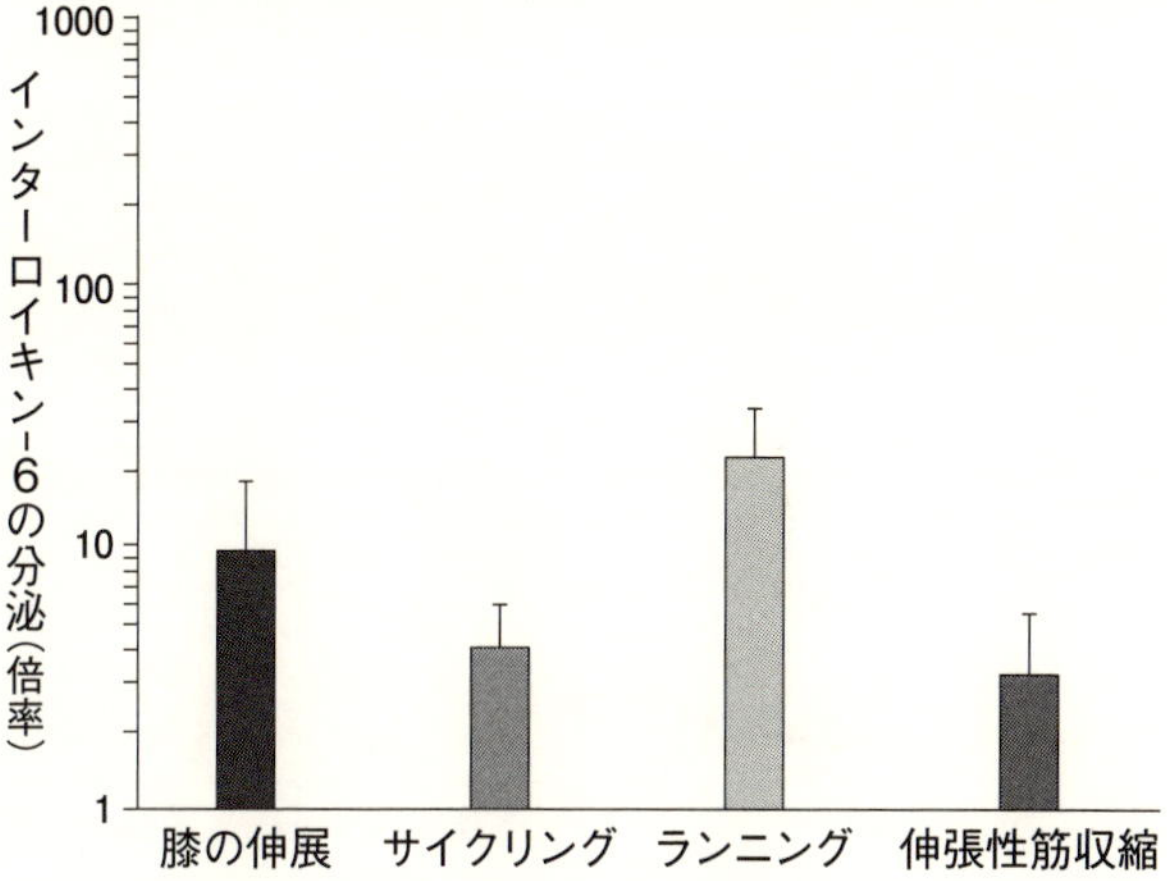

出典：Fischer CP, Exerc Immunol Rev. 2006：12：6-33. を改変

の出方を比べたものです。通常時でも分泌していますが、低グリコーゲンレベルではさらに多く分泌しています。

低グリコーゲンレベルとは、筋肉の中に、エネルギー源となるグリコーゲンが枯渇《こかつ》した状態。たとえば、アスリートが長時間、ランニングなどの強度な運動をしてくたくたになっている状態だと考えてください。このときに、インターロイキン-6は、より多く分泌されています。

つまり、インターロイキン-6は、運動すると（筋肉から）分泌される。しかも、くたくたにバテているときほど多く分泌される。

これはどういうことか。筋肉がエネルギー切れを起こしてもう動けないという状態にな

筋肉の状態とインターロイキン-6の分泌（図6）

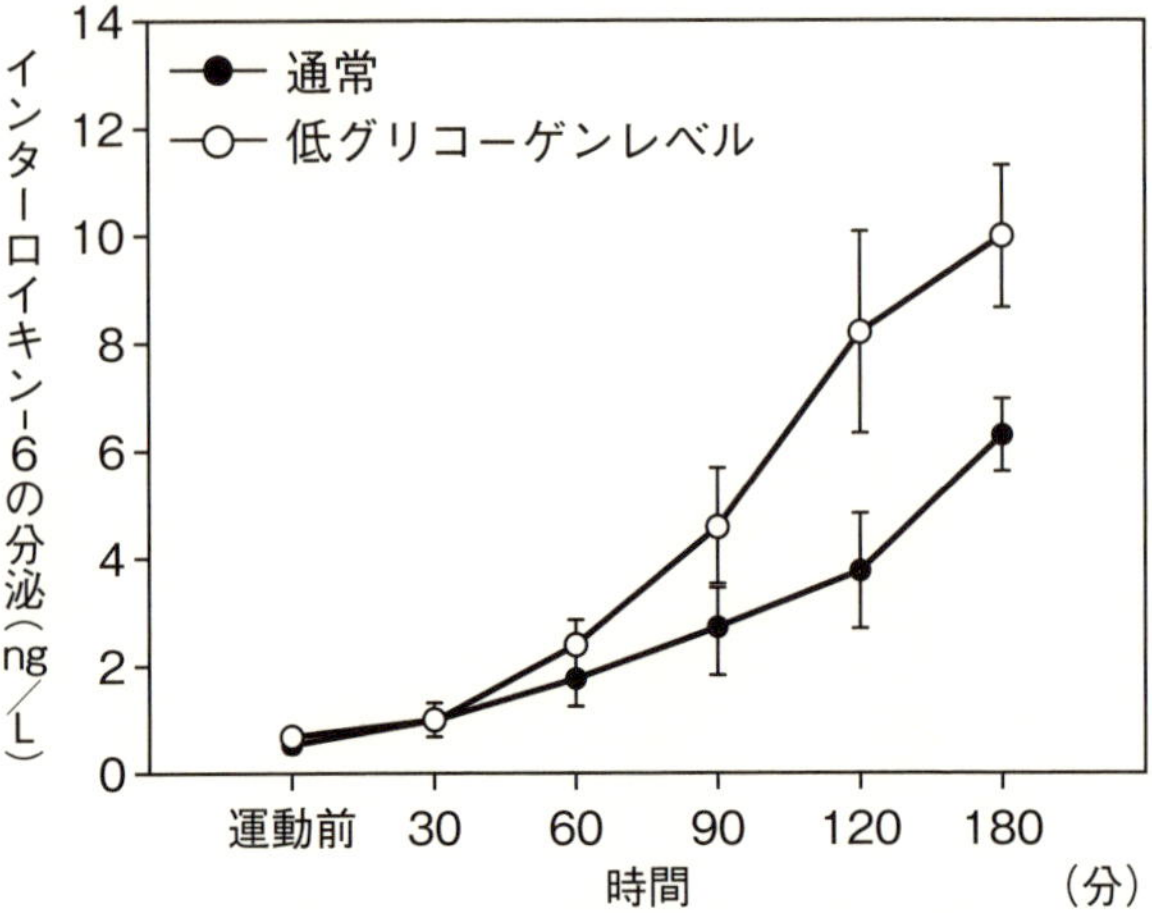

出典：Keller C et al, FASEB J, 2001, 15（14）: 2748-50. を改変

りそうになると、インターロイキン-6が分泌される。血流にのって肝臓に作用し、肝臓にあるグリコーゲンを放出して血糖値を上げてもらう。筋肉がそれを取り込んでエネルギー補給をする。同時に、脂肪に作用してこれを分解し、血流に出てきた脂肪を筋肉が取り込んで、やはりエネルギー補給をする。

つまり、運動をしてアスリートがバテてくると、筋肉がインターロイキン-6を分泌し、他のところからエネルギーを調達するための〝レスキュー隊〟として働いているというわけです。筋肉を動かすことで、筋肉から体全体にメッセージを送って働きかけるというメカニズムが私たちの体にはある、ということがはじめて明らかになったのです。

世界に注目された、肥満解消に関わるアイリシンの発見

その後、さまざまなマイオカインが発見・研究されていきましたが、なかでも1つのターニングポイントとなったのが、脂肪の質を変えるマイオカインの発見です。

2012年、アメリカ・ハーバード大学のブルース・スピーゲルマン博士らが、ある種のマイオカインは白色脂肪を褐色化《かっしょくか》するということを、『ネイチャー誌』に発表しました。

この論文は、すぐに世間の注目を集めることになりました。現代人を悩ませていた肥満や糖尿病の治療に、新たな道が開かれるのではないかと期待が膨らんだのです。

脂肪細胞には、白色脂肪細胞と褐色細胞があります。白色脂肪は、体内の余分なエネルギーを蓄積する〝悪玉〟脂肪、一方、褐色脂肪は、脂肪を燃焼して熱に変えてくれる〝善玉〟脂肪です。

スピーゲルマン博士らが発見したアイリシンというマイオカインは、白色脂肪を褐色化することによって、褐色脂肪に近い働きをするベージュ細胞に変えてくれるというもので

した。運動をすると脂肪が落ちるのは、筋肉から分泌されるアイリシンの働きが関係することがわかったのです。その後の研究で、アイリシンは肥満解消だけでなく、認知症の予防などさまざまな働きをすることも解明されています。

同じ頃、私たちのグループが、がんを予防するマイオカイン、SPARCを発見しました。これもまた、マイオカインの注目度、認知度を高める1つの契機となりました。これについては、次章で詳しく解説します。

その後も、骨や脳などさまざまな臓器・器官に対するマイオカインの働きが明らかになっていきます。現在も、コペンハーゲン大学、スウェーデンのカロリンスカ研究所、ハーバード大学のグループ、そして私たちのグループなどが懸命に研究しているというのが現状です。

エクサカインとマイオカイン

マイオカインと似たような使い方をされる言葉に「エクサカイン」があります。これは、運動によって分泌される物質を総称した名称で、マイオカインもエクサカインの一部、と

全身へ作用するエクサカイン（図7）

運動 → エクサカインの全身への循環 →

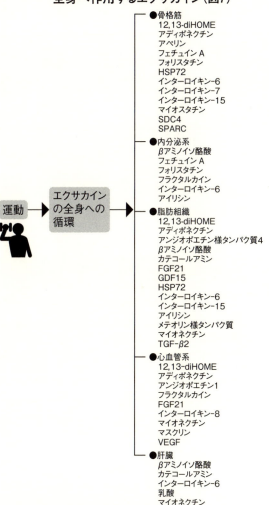

●骨格筋
12,13-diHOME
アディポネクチン
アペリン
フェチュイン A
フォリスタチン
HSP72
インターロイキン-6
インターロイキン-7
インターロイキン-15
マイオスタチン
SDC4
SPARC

●内分泌系
βアミノイソ酪酸
フェチュイン A
フォリスタチン
フラクタルカイン
インターロイキン-6
アイリシン

●脂肪組織
12,13-diHOME
アディポネクチン
アンジオポエチン様タンパク質4
βアミノイソ酪酸
カテコールアミン
FGF21
GDF15
HSP72
インターロイキン-6
インターロイキン-15
アイリシン
メテオリン様タンパク質
マイオネクチン
TGF-β2

●心血管系
12,13-diHOME
アディポネクチン
アンジオポエチン1
フラクタルカイン
FGF21
インターロイキン-8
マイオネクチン
マスクリン
VEGF

●肝臓
βアミノイソ酪酸
カテコールアミン
インターロイキン-6
乳酸
マイオネクチン

出典：Chow LS et al., Nat Rev Endocrinol. 2022 18(5)：273-289. を改変

いうことになります。私の知る限り２０１７年頃から使われはじめた、比較的新しい呼称です。

エクサカインには、マイオカインの他に、脂肪から分泌されるアディポカイン、肝臓から分泌されるヘパトカイン、胎盤《たいばん》から分泌されるプラセントカインなどが含まれます。また、アドレナリンや成長ホルモンなども、やはり運動によって分泌されるので、エクサカインに含まれます。

また、マイオカインには、運動とは関係なく加齢などによって分泌されるものがありますが、これらはエクサカインには含みません。

図7は、私が共同で研究しているカロリンスカ研究所や世界中のさまざまな研究者がまとめて『ネイチャーレビュー誌』で紹介したものです。

これを見ると、運動によって多くの種類のエクサカインが分泌され、さまざまな臓器・器官へ作用することがわかります。とはいえ、運動によってもっとも活発に働くのが筋肉なので、数にしても働きにしても中枢《ちゅうすう》を担っているのはマイオカインということになります。

2章 脳、血管から免疫にまで及ぶ マイオカインの働き

脂肪の燃焼を助ける〈マイオカインの働き1〉

2003年にマイオカインが世に紹介されて以来、さまざまなマイオカインが発見され、現在たびたび研究対象となっているものは20種程度ですが、これらのマイオカインがどのような働きをするのかについても、今まさに世界中で研究が進められています。

1つのマイオカインがいくつもの働きをもっていて、1つの働きにいくつものマイオカインが関与していると前述しましたが、マイオカインの機能としてもっとも多く研究されているのはエネルギー消費、とくに体脂肪を分解する機能です。

インターロイキン-6をはじめてマイオカインとして発見したペダーセン博士のグループは、その後もインターロイキン-6について研究を続けていて、さまざまな報告を公表しています。

ヒトに直接インターロイキン-6を注入すると体脂肪が分解されたという報告もあります。運動をすると脂肪が落ちるという効果は、マイオカインの働きが関係するものだった、ということになります。

インターロイキン-6の他にも、インターロイキン-15、β《ベータ》アミノイソ酪酸《らくさん》、マイオネクチンなどのマイオカインに同様の効果があることがわかっています。

痩せやすい体質にする〈マイオカインの働き2〉

前章でもふれたとおり、私たちの体内には大きく分けて2種類の脂肪細胞、すなわち白色脂肪細胞と褐色《かっしょく》脂肪細胞があります。白色脂肪は、余分なエネルギーを脂肪として溜め込んでメタボリックシンドロームなどを引き起こす原因になります。一方、褐色脂肪は逆の働きをしていて、脂肪を燃焼させて熱を産生する働きがあります。つまり痩《や》せる脂肪、体によい脂肪です。

これまで、この褐色脂肪は新生児のときにはたくさんもっているものの、成長とともに減少し、大人になるとほとんどなくなってしまうものと考えられていました。

しかし、質のよい筋肉から分泌されるある種のマイオカインが、この白色脂肪を褐色化する働きがあることがわかっています。これをブラウニング（褐色化）といいます。

ブラニングによって白色脂肪から変化した細胞はベージュ細胞と呼ばれ、厳密には褐色脂肪と区別されますが、褐色脂肪に近い働きをすることが確認されています。運動をすると痩せやすい体質になる、というメカニズムの1つが、このブラウニングだと考えられています。

これはスポーツや筋肉学の分野で注目されたのはもちろんですが、痩せるということでは、肥満、糖尿病、メタボリックシンドロームなどの研究者が注目しはじめて、マイオカインが世の中の注目を集めるきっかけになった事例でもあります。

ブラウニングの働きがあるマイオカインとしては、アイリシン、βアミノイソ酪酸などが確認されています。

高血糖を抑制する〈マイオカインの働き3〉

SPARC、インターロイキン-6などのマイオカインには、血糖値の上昇を抑える働きがあることがわかっています。SPARCについては、私たちが研究したデータがあるので、ご紹介しましょう。

マウスに高脂肪食を食べさせると、やがて体重も増えてきて血糖値も上がってきます。

血糖値を下げる働き（糖負荷試験）（図8）

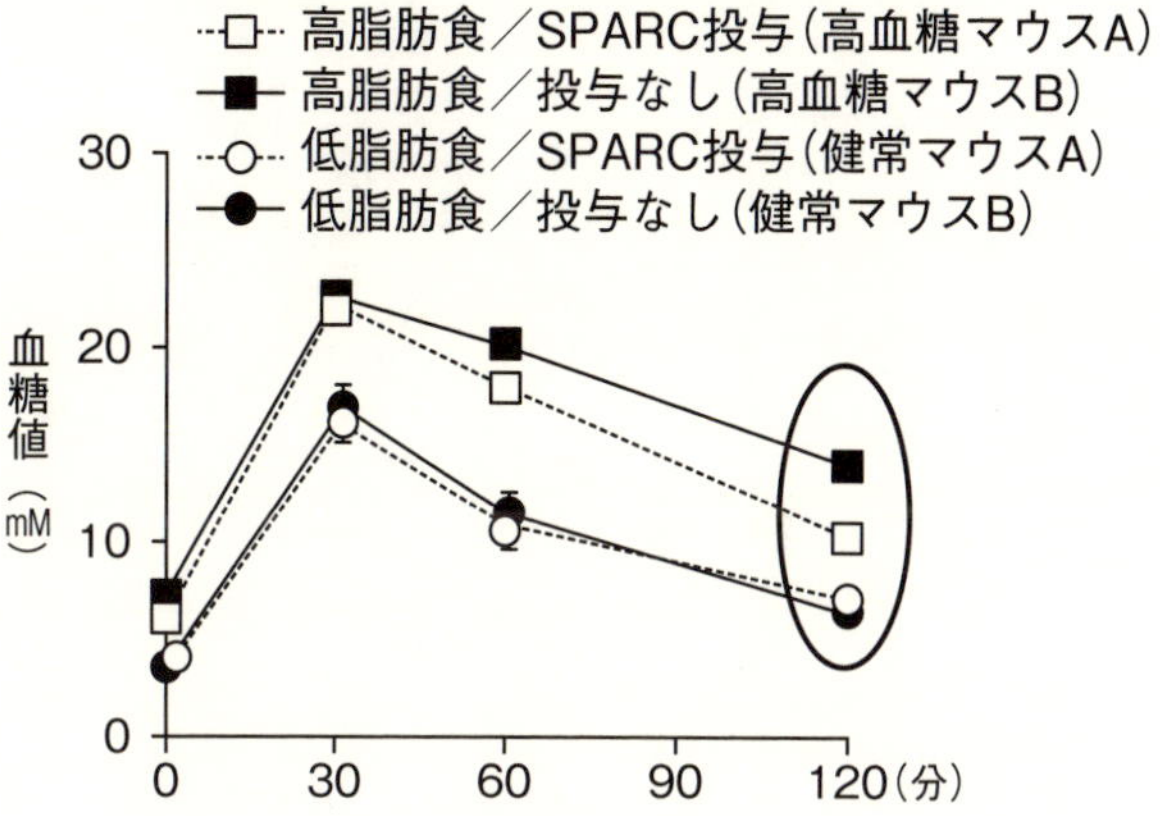

出典：Aoi W et al, FASEB J. 2019, 33(9): 10551-10562. を改変

人間でいえば、糖尿病の一歩手前です。

この高血糖マウスに、週3回、12週にわたってSPARCを投与し（高血糖マウスA）、SPARCを投与しないマウス（高血糖マウスB）と比較します。

同時に、低脂肪食を食べさせたマウス、つまり健常なマウスを用意し、同じようにSPARCを投与したマウス（健常マウスA）と、投与しないマウス（健常マウスB）と比較します。

それぞれ糖を含んだ飲料を摂取した後の血糖値の上昇を計測した結果が図8です。

通常は摂取後30分程度で血糖値が上昇し、その後2時間程度でもとに戻ります（健常マウスB）。

血糖を下げる働き（インスリン負荷試験）（図9）

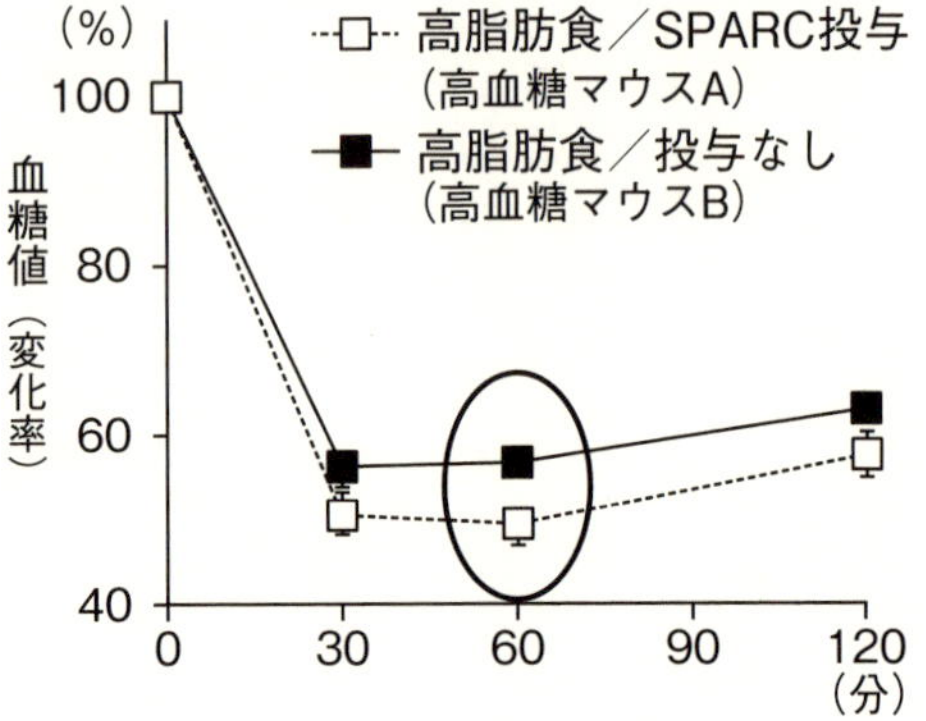

出典：Aoi W et al, FASEB J. 2019, 33(9)：10551-10562.を改変

グラフを見ると、健常マウスＡもほぼ同じような動きをしていて、健常な状態ではＳＰＡＲＣを投与してもしなくても大きな差は見られない、という結果になっています。

ところが高血糖マウスの場合、ＳＰＡＲＣを投与していないマウスＢは、摂取後30分で血糖値が大きく上昇した後、２時間経ってもなかなかもとのレベルに戻っていません。

ＳＰＡＲＣを投与した高血糖マウスＡは、同じように摂取後血糖が上がるものの、その後の下げ幅が大きくなっています。

また、糖尿病の患者さんはインスリンを投与して血糖値を下げるという治療がおこなわれますが、ＳＰＡＲＣの投与によってインスリンの効果がどのように変化するのかを示したのが図９です。

ＳＰＡＲＣを投与した高血糖マウスＡは、ＳＰＡＲＣを投与していない高血糖マウスＢよりも、インスリンが血糖を下げる効果が大きい、という結果になっています。

これはまさに食後の運動によって得られる効果と同じで、食後に運動することで、筋肉からＳＰＡＲＣが分泌されて血糖値を下げ、糖尿病やメタボリックシンドロームの予防などに効果があるということを示しています。

糖尿病の治療では、食事療法と運動療法がセットでおこなわれるのが一般的で、とくに運動療法はインスリンを投与しなくてもそれだけで大きく血糖値が下がることから、その効果は〝薬並み〟といわれています。

筋肉に糖が取り込まれるメカニズムは実に複雑で、さまざまな要素が関わっていますが、ＳＰＡＲＣをはじめとするマイオカインがそこに重要な役割を果たしていることがわかります。

次項で紹介するように、ＳＰＡＲＣは大腸がんの予防にも関与していますが、糖尿病の患者さんは大腸がんのリスクも高いというデータがあり、ＳＰＡＲＣは、高血糖を抑えることでも間接的に大腸がんを予防している、ともいえると思います。

がんを予防する〈マイオカインの働き4〉

運動しマイオカインを分泌することによって、がんを予防する効果が期待できます。マイオカインの発見以前から、運動習慣のある人では大腸がんのリスクが減少する、つまり、運動が大腸がん予防に効果的であるということが知られていましたが、そのメカニズムにSPARCというマイオカインが関与していることを、私たちのグループが発見しています。

運動が大腸がんの罹患《りかん》リスクを下げる効果は、世界がん研究基金とアメリカがん研究協会による報告書でも「確実」と判定されています。つまり、確実にリスクを下げる効果があるとされているわけです。

また、乳がんや子宮内膜がんは「可能性大」、食道がん、肺がん、肝臓がんは「可能性あり」とされていて、疫学データなどのエビデンスはまだ十分ではないけれども、効果があるらしいということはいわれています。

他にも、日々上がってくる研究報告に目を通していると、膵臓《すいぞう》がん、前立腺がんなどにも効果がありそうだという報告が相次いでいて、今後エビデンスが揃ってくれば、確実と判定されるものも増えていくでしょう。

運動習慣ががんを予防する、マイオカインががんを抑制すると一言でいっても、そのメカニズムは単純ではありません。さまざまなルートでがんにアプローチしている、逆にいえば、あの手この手でがんを抑え込もうとしているともいえます。

まず、がんに対して直接アプローチするルート。たとえばＳＰＡＲＣが直接大腸がんに作用するのは、鍵と鍵穴の関係にたとえることができます。ＳＰＡＲＣを鍵とすると、大腸がんはこれに対する鍵穴をもっていて、ＳＰＡＲＣが選択的に作用する仕組みです。このように特定のがんを認識するマイオカインは、ＳＰＡＲＣの他には、オンコスタチンＭというマイオカインが乳がんに作用することをコペンハーゲン大学のグループが報告しています。

こうした直接効果に加え、代謝改善・抗炎症効果による間接ルートもあります。

慢性炎症や高インスリン状態が続くとがん化を促進する原因になります。そのため、代謝を改善することにより、高血糖を抑えること、そして内臓脂肪を減らすことによって、過剰なインスリンの分泌を防ぎ、慢性炎症を抑える。その結果がんを発現しにくくする、

マイオカインによるがん予防のメカニズム（図10）

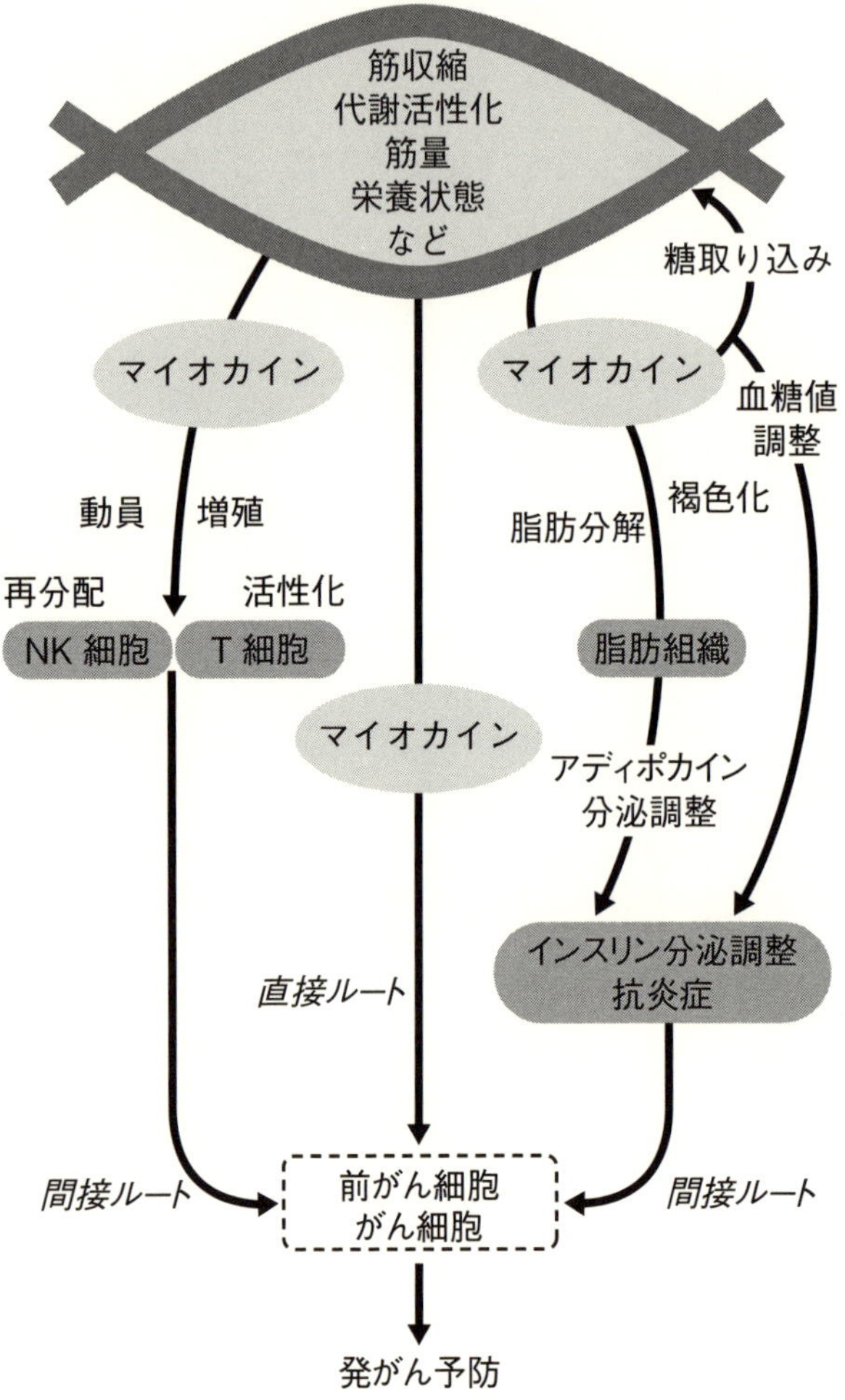

出典：『体育の科学』2024 年 74 巻 8 号（杏林書院）の著者執筆事項を改変

という仕組みです。

大腸がんに直接効果があるSPARCは、インスリンを効きやすくし、2型糖尿病にも効果があることがわかっています。さらに、2型糖尿病の人は大腸がんになりやすいということもわかっているので、これらのことから間接的に大腸がんを予防する効果があるともいえます。SPARCやアイリシン、インターロイキン-6、インターロイキン-15などにこの働きがあります。

また、免疫細胞を活性化することでがんを予防する、というルートもあります。免疫細胞にはNK（ナチュラルキラー）細胞、T細胞などがあり、これらが体中をパトロールしてがん細胞を見つけてやっつけるという仕事をしています。インターロイキン-6などのマイオカインには、これらの免疫細胞の働きをサポートする効果があるので、間接的にがんの予防に貢献します。

この代謝改善・抗炎症効果、免疫細胞活性効果は、特定のがんに限らず、すべてのがんに対して有効といえるでしょう。

また、すでにがんに罹患している人に対する運動療法も、最近世界中でさまざまな研究が進んでいます。がんに罹患すると、がん細胞にエネルギーを奪われるので筋肉が削られ

がん患者の運動とマイオカイン量の変化（図11）

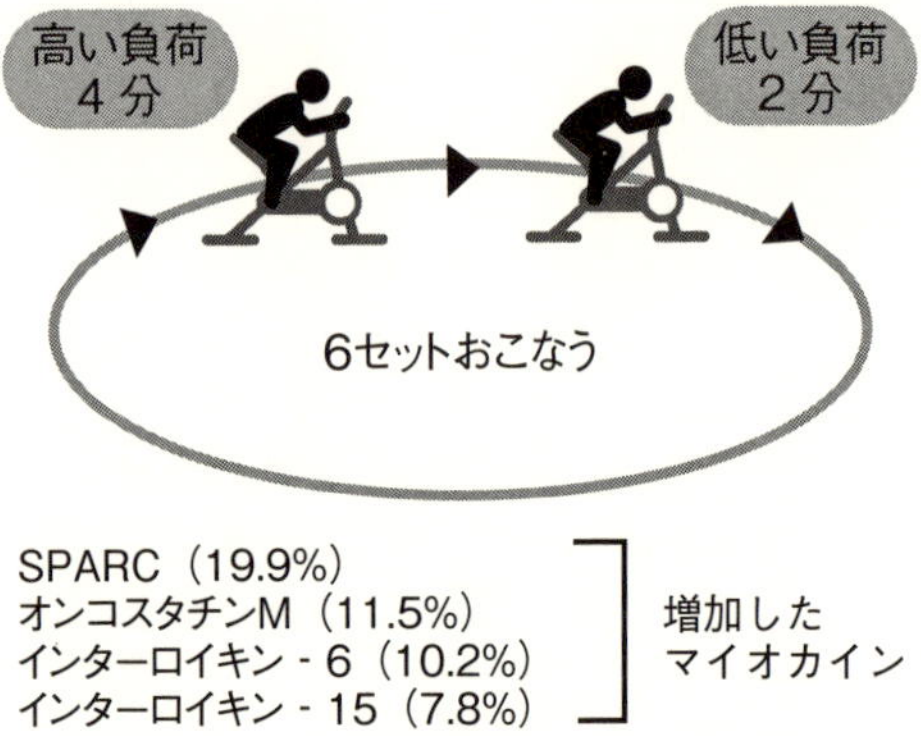

出典：Kim JS et al, Prostate Cancer Prostatic Dis. 26：795-801（2023）を改変

ていきます。そのため、フレイルのように筋肉が弱って歩行が困難になったり、日常生活が制限されることも多く、クオリティ・オブ・ライフを維持する意味でも、運動によって筋力を維持することが有効だという考え方が主流になっています。

がん患者に運動をしてもらってマイオカインを調査した報告もあり、それによれば、SPARC、オンコスタチンM、インターロイキン-6、インターロイキン-15など、がんに有効だとされるマイオカインが増えていることがわかります。

一例を紹介しましょう。高強度インターバル運動という比較的ハードな運動を、ウォームアップとクールダウンとともにおこなってもらっています。高強度インターバル運動とは、最近発展してきた運動法で、強度の高い運動と緩い運動を繰り返すというもの。この研究では4分間の強めの運動と2分間のゆるい運動を繰り返しています。脂肪を燃焼させたり、筋肉を増強させたりする効果が高いとされています（図11）。

これはあくまで一例ですが、ここまで負荷をかけなくても、体調に合わせて軽くジョギングするくらいでも効果はあると思っています。

うつを予防・改善する〈マイオカインの働き5〉

有害物質から脳を守るメカニズム

マイオカインは脳に作用して、うつや認知症などの発症を抑えてくれる働きがあることがわかっています。

脳に対する筋肉の働きの中で、もっとも重要なものが、キヌレニンをキヌレン酸に変える働きです。

キヌレニンは、肝臓から分泌されるアミノ酸代謝物で、白血球の働きに影響するなど、さまざまな機能に関与していることが知られています。このキヌレニンが、血液脳関門《のうかんもん》（血管から有害物質が脳組織へ侵入することを制限するバリアのような器官）を通過して脳に到達すると、うつや統合失調症などに関与すること、また、アルツハイマー、パーキンソン病などの神経変性疾患にも関与するといわれています。

〝質のいい筋肉〟は、このキヌレニンを取り込んで、キヌレン酸という物質に変えて分泌します。このキヌレン酸も、筋肉から分泌する化学物質という意味で、マイオカインと考えてよいでしょう。

キヌレン酸は、血液脳関門を通過できないので脳に到達することができません。つまり、キヌレニンのような毒性はなく、うつなどのリスクを高めることもありません。

一方、血液脳関門を通過して脳内に入ることができるマイオカインである乳酸が、うつや認知機能によい影響を及ぼしている、ということも少しずつわかってきています。

他にも、脳内で作用するマイオカインには、カテプシンB、アイリシンなどがあります。

カテプシンBは、脳内の神経成長因子を高め、神経を保護してくれる働きがあります。歳をとると記憶力や認知機能が衰えていきますが、これは海馬《かいば》の神経が脱落して減っていくことが原因といわれています。

カテプシンBは、海馬の神経の脱落を防ぐことで、認知機能の低下を予防してくれます。海馬はまた、感情を記憶することで気分を調整する働きもあり、カテプシンBはうつの予防などにも関与していると考えられています。

アイリシンも同じように脳に作用して、記憶力・認知機能の低下を予防してくれます。アイリシンは、脂肪の褐色化で注目を集めましたが、血液脳関門をくぐり抜けることができます。こうした脳への働きをはじめとして、他にもさまざまな作用があることが知られています。

出揃いつつあるエビデンス

運動をすること、すなわち、運動によってマイオカインの分泌が増すことが、脳の健康によいということは間違いありませんが、では、とにかく毎日運動をすることが大切なのか、運動によって質のいい筋肉をつくることが大切なのか、どちらでしょうか。

これについては、両方とも正しいといえます。２００９年頃に〝脳ブーム〟があり、運動によって脳を鍛えることができるという趣旨の本が何冊か出版され、ベストセラーになりました。マイオカインについて言及されていたわけではありませんが、運動が脳の健康維持に欠かせないものであることを示すいくつかのエビデンスが、この頃に出揃いはじめたといえるでしょう。

その頃からハーバード大学では、〝Harvard on the move〟として全教職員・全学生に身体活動を増やす取り組みがされています。

運動することによって、筋肉の質は良くなります。〝質のいい筋肉〟については、後で詳しく解説しますが、簡単にいうなら筋肉の中にPGC1α《アルファ》という核内の遺伝子に働きかけるタンパク質が多い状態といえます。このPGC1αが活性化することで、キヌレニンをキヌレン酸に変えることができます。PGC1αは、1回の運動で増えることはありません。運動を習慣化することによって少しずつPGC1αが増えていき、筋肉の質が良くなり、脳への効果を発揮するようになります。

一方、乳酸やカテプシンBなどは運動をするとすぐに分泌されるので、一回一回の運動が直接脳に作用することになります。

また、単純に血流が良くなることで酸素や栄養素が届けられ、そして老廃物が排出されることも、認知症の予防などにつながります。

運動して、体を動かすことは、さまざまな作用で複合的に、脳の健康維持に効果がある、ということなのです。

運動習慣と脳の関係は、日本での大規模な疫学調査でも確認されています。疫学調査とは、特定の集団を対象として、感染症や生活習慣病などの発生を統計的に調査するものです。福岡県の久山町《ひさやままち》で長年にわたっておこなわれている「久山町研究」は、その中でも大規模かつ長期的なものとしてよく知られています。

この久山町研究では、運動習慣によってアルツハイマー型認知症の発症リスクが約40％減少することがわかりました。また、握力が15％以上低下すると、認知症リスクが1・5倍になるという結果も出ていて、毎日のウォーキングなどの有酸素運動だけでなく、筋トレによる筋肉の維持も脳の健康に大切であることがうかがえます。

アスリートはうつになりにくい？

マイオカインがうつを予防する効果があるというと、「では、アスリートはうつになりにくい、などのエビデンスはないのか」ときかれることがあります。しかし、単純に一般人とアスリートを同じような基準で判断することはできないだろうと思います。

アスリートの場合、多くは、運動量も一般の人とは比べものにならないくらい多く、限界まで体を追い込むようなトレーニングを日常的にこなしています。また、競技スポーツの選手は周囲からの重圧も想像を絶するものがあります。

私もこれまでさまざまなアスリートとお会いしてきましたが、多くの方はものすごいストレスを抱えているように見えます。たとえば、ある駅伝の強豪チームは、全員が寮で共同生活をしていて食事もキロカロリー単位で厳密にコントロールされています。その中でトレーニングで自分を追い込みながら、かつ、結果を出さなければならないプレッシャーと闘っています。

運動はうつの予防によいといっても、必ずしもアスリートに当てはまるかどうかは疑問といわざるを得ません。

ただ、少なくとも健康のため、アンチエイジングのためにする運動習慣であれば、脳の健康にも貢献しているのは間違いありません。

筋肉を太くする〈マイオカインの働き6〉

運動、とくに筋トレの効果として、筋細胞の肥大——つまり筋肉が太く、大きくなるということが挙げられます。これにもマイオカインが関与していることがわかっています。

筋肉は鍛えることで太く、たくましくなります。筋繊維の数が増えるのではなく、筋繊維の1本1本が太くなるという仕組みです。

筋繊維が肥大するメカニズムは2つあります。1つはタンパク質の合成促進。筋肉はタンパク質でできていますから、タンパク質の合成が増えれば、当然太くなります。たとえば、成長ホルモン、インスリン、アミノ酸、あるいはマイオカインなどの成長因子などの働きによって合成が促進されると、筋肉は太くなります。

もう1つ、幹細胞の融合と核増加という複雑なメカニズムがあります。

筋肉の周りには筋サテライト細胞と呼ばれる幹細胞があります。いわば筋肉の〝赤ちゃん細胞〟で、普段は筋繊維に付着して眠っているのですが、筋トレをして活性化すると成長して、付着している筋繊維と融合します。すると、もとの筋肉が太くなるという仕組みです。この筋サテライト細胞は、筋繊維がダメージを受けるとそれを修復して再生する働きがあり、筋肉痛や筋損傷の回復に役立ちます。

IGF-1、SPARC、インターロイキン-2/7/15、デコリン、アペリン、マイオネクチンなどのマイオカインは、タンパク質合成を促進したり、筋サテライト細胞の活性化をサポートすることで筋組織を肥大させ、筋肉を太くする働きがあります。

一方、運動不足の状態、筋肉をあまり動かさずにいると、筋肉は萎縮《いしゅく》して痩せていってしまいます。血流の悪化、活性酸素、慢性炎症などによってボディブローのようにダメージを受けることで、タンパク質がボロボロと壊れていくというイメージです。

太くなるときには筋繊維は増えませんでしたが、細くなるときには筋繊維が減ってしまうこともあります。幹細胞が少なくなったり、アポトーシスと呼ばれる筋繊維の自死などによって死滅してしまいます。

また老化などにより再生する能力が落ちてしまうと、完全に死滅したものが再生することはありません。だいたい40歳くらいから萎縮が起こり、70歳くらいでは若い頃の半分近くにまで減ってしまうといわれています。

運動を習慣にすることによって、つねにマイオカインの分泌を促して、加齢などによる筋の萎縮を防ぎ、筋力をよい状態に保ち続けることができると考えています。

慢性炎症を予防する〈マイオカインの働き7〉

炎症とは、生体の防御反応です。教科書的にいうなら炎症の4症状は、発赤《ほっせき》、熱感、腫《しゅ》脹《ちょう》、疼痛《とうつう》。〝たんこぶ〟を想像してもらえばわかるように、赤くなり、熱くなり、腫《は》れ上がって、痛い、という症状です。感染症にかかったりケガをしたとき、あるいは腸炎など炎症性疾患にかかったときにもこうした炎症が起こります。

これを急性炎症というなら、慢性炎症というものもあります。

慢性炎症はおそらく科学や医療の分野で使われてきた言葉で、一般の感覚でいう炎症とは少しニュアンスが違うかもしれません。非常に低いレベルの症状が慢性的に続くので、痛んだり腫れたりすることもない、本人は無自覚のうちに体がダメージを受けているというのが慢性炎症です。

よく知られているのは、メタボリックシンドローム——肥満などによって起こる炎症がこれにあたります。

メタボになると増えすぎた脂肪細胞に慢性炎症が生じ、脂肪細胞からさまざまな生理活性タンパク質を分泌します。これらを総称してアディポカインと呼びますが、その大半は〝悪玉〟です。この悪玉アディポカインが体のあちこちに作用して慢性炎症や代謝異常などを引き起こします。

また、リーキーガットも慢性炎症の原因になります。リーキーガットについては、次章で詳しく解説しますが、腸のバリア機能が壊れてしまって、有害物質が腸管から外（体内）

に漏れ出し、臓器や血管に入り込んでしまうという現象です。

また食事も大切で、肉や乳製品などに含まれる動物性の脂なども慢性炎症の原因になることがあります。

さらに、最近ではＳＡＳＰという現象が注目されています。これは、体中の細胞が老化してくると、炎症性サイトカインを分泌し、これがさらに細胞老化を引き起こすという現象です。つまり、老化現象がさらに老化に拍車をかけるという悪循環のメカニズムです。

こうした慢性炎症を抑制する働きをするマイオカインには、インターロイキン-6、インターロイキン-8、マイオネクチンなどがあります。先に述べたように、これらは恒常的に高まると、むしろ炎症を高めますが、マイオカインとして一時的に適度に増えるのがよいといわれています。

その他の重要な働き〈マイオカインの働き8〉

血管増殖

運動すると、筋肉組織内の筋細胞に血液を供給する毛細血管が増殖します。毛細血管は組織内にある蜘蛛《くも》の糸のような細い血管で、動脈のような大きな血管と違って増えたり減ったりすることができます。その結果、栄養素や酸素を効率的に供給するとともに不要なものを除去し、血行を良くしてくれます。これには、ＶＥＧＦというマイオカインが関与しています。

心臓保護

運動の効果として、心臓の保護というものがあります。これは心臓細胞の死滅（アポトーシス）を防いだり、酸化ストレスや炎症を防いでくれるなどの作用によるもので、マイオネクチンやＳＯＤというマイオカインが関与していることがわかっています。

骨の強化

骨とは、有機物（コラーゲン）にミネラルが付着したもの。有機物が約25％、ミネラルが約50％、あとは水分です。構造は、よく鉄筋コンクリートのビルにたとえられるのですが、有機物が鉄筋で、これにミネラルであるカルシウムのコンクリートが沈着することで強度を出しているわけです。

骨は、つねに合成（骨形成）と分解（骨吸収）を繰り返していて、カルシウムが沈着したり分解したりすることから食事との関連が大きいのですが、運動もまた大切で、運動による物理的刺激が骨形成によいとされています。

また、この骨形成にもマイオカインが関与していて、運動をすると、FGF-2、アイリシン、IGF-1、インターロイキン-15などのマイオカインが分泌され、骨の合成をサポートします。運動すると、筋肉だけでなく、骨も強くしてくれるというわけです。

肌を若く保つ

ポーラ化成工業は、筋肉量が多い人ほど肌のシミが少ないという興味深いデータを示されています。

この相関関係をマイオカインのみから説明することはできませんが、マイオネクチンは、シミの原因となるメラニンの生成を抑えたり、すでに生成されたメラニンを分解すると考えられています。

またIGF-1やインターロイキン-15などは、コラーゲンの生成を促すため、肌のハリを保ったり、肌荒れを防ぐ効果が期待できます。運動によってこれらのマイオカインを増やすことは、体の内側から美容液を浴びているのと同じ、ともいえるわけです。

筋肉から分泌したマイオカインが、腸に作用して働きを整えたり、がんを抑制したりすることもわかっています。

腸の働きを整える

腸にはさまざまな細菌が棲んでいて腸内細菌叢《そう》（腸内フローラ）と呼ばれますが、この腸内フローラが全身の健康に影響していることはよく知られています。

通常、腸内フローラを整えるには、ヨーグルトを食べたり、善玉菌の餌となる食物繊維を摂るというのが一般的ですが、実は、運動するだけで、この腸内フローラが変化するということがわかっています。

たとえば、腸内細菌をもたない「無菌マウス」に、運動習慣のあるマウスの腸内細菌を移植すると、痩せやすくなることがわかりました。

運動して筋肉を鍛えることで、腸の健康を保つことができる。すべてがマイオカインの作用というわけではありませんが、マイオカインを中心にさまざまな作用が相まって、腸内フローラを整えたり、がんを抑制したり、また、腸から出るホルモンを増やしたり、さまざまなかたちで腸をチューンナップするということがわかっています。

実は、これもSPARCや食品成分のアスタキサンチンと並行して私たちが研究しているところで、筋肉と腸の相互の関係という意味で「筋腸相関《きんちょうそうかん》」と名づけました。この筋腸相関については、次章でもう少し詳しく説明しましょう。

3章 マイオカインの正体はこうして解明された

マイオカインすなわち筋肉から分泌されるホルモンが、体にさまざまな作用をしている――。このことがはじめて報告されたのは2003年のこと。それほど昔のことではありません。

当初は、セオリーとして提唱されたものでしたが、研究が積み重ねられていくにつれ、筋肉と健康・疾病《しっぺい》が直接的に関連していることがわかり、多くの人を驚かせました。

マイオカインの理解を深めるために、少し遡《さかのぼ》って筋肉というものを当初研究者たちはどのように捉えていたのか、というところから見てみましょう。実は、私自身、マイオカインが発見される以前から、筋肉に興味をもつところから研究をはじめたという経緯があります。

この章では、私自身の研究の流れをご紹介しながら、筋肉の働き、マイオカインの働きについて、掘り下げてみようと思います。

筋肉への関心は部活動から

私の筋肉への興味は、中学時代、陸上競技部に所属していた頃からはじまります。走るのが速い子供だったので、スポーツ好きで、何をやってもある程度の成績は残せるほどには身体能力に恵まれていました。

部活動のトレーニングでは、当然筋トレもメニューに入っていました。最初は〝やらされていた〟筋トレですが、しだいに体に筋肉がついていくことに惹《ひ》かれ、また、当時、シルベスター・スタローンやアーノルド・シュワルツェネッガーなどの筋肉を身にまとったアクションスターが人気だったこともあって、徐々に筋肉そのものに興味をもつようになりました。

高校へ進むと、地元のトレーニングジムへ通うようになり、地元のボディビルコンテストに出たこともあります。ジムのオーナーやトレーナー、会員さんから「出てみないか」と背中を押されたのがきっかけだったと思います。

大会に備えて鍛えると、筋肉は太く大きくなります。学校が忙しくて筋トレをサボっていると、また元に戻ったりします。これを可塑性《かそせい》ということは、後に研究者になって知りましたが、こうした性質があるということ自体、筋肉は面白いと興味をかき立てられる要因にもなりました。

栄養学からスタートした筋肉研究

一方、アスリートとしては筋肉とパフォーマンスの関係にも興味を惹かれます。アスリートなら誰でもトレーニングを頑張ります。みんな同じように一生懸命トレーニングしているのに、なぜか結果には差が出ます。いったいどこで差がつくのか、それは食事なのではないか、そう思い至って栄養学に興味をもつようになりました。

トレーニングは1日のうちせいぜい2時間ですが（プロのアスリートはもっと長いかもしれませんが）、食事は必ず3回あります。一食食べたらすぐに次の食事がきます。一回一回の食事で、何を食べるのか、どう食べるのかということが、アスリートが筋肉をつくるために大事なのだ、そう思って深く調べるようになりました。今でいうスポーツ栄養学ですが、当時はまだ学問として広く知られておらず、独学が主だったと思います。

そのようにして運動や筋肉や栄養に興味をもつようになると、これはスポーツ選手だけのものではないのではないか、もっと広いライフステージに関わるもので、予防医学などにも応用できるのではないか、そう考えるようになって、大学では栄養学を学びました。

一般に、運動に興味がある、スポーツをやっていたという人が、その関心や経験を活かそうと思えば、大学では体育・スポーツ系の学部に進むことが多いのではないでしょうか。そうした人の関心は、パフォーマンスを高めるにはどうすればよいか、ということだと思います。

しかし私の場合は栄養学、なかでも筋肉との関係に興味がありました。大学へ進めば同じような考えの人がたくさんいるだろうと期待していたのですが、まだ運動栄養学についての学問が未成熟で、一般的な栄養学を授業で学びながら、スポーツや筋肉に特化した栄養学はやはり独学が主でした。

大学から大学院で主に研究したのは代謝と乳酸、活性酸素、細胞膜物質輸送です。またその頃、食物に含まれる機能性成分にも注目しました。さらにのちにマイオカイン研究につながることになりますが、これはまだ、マイオカインが発見される以前のことです。

誤解されがちな乳酸の正体

大学・大学院時代に研究対象の1つとしていたのが乳酸です。

乳酸は疲労物質として知られていて、激しい運動をすると筋肉から分泌されます。タンパク質ではありませんが、筋肉から分泌される物質という意味では、広い意味でのマイオカインに含まれます。

乳酸は、血糖や筋肉に溜め込まれたグリコーゲンを分解してエネルギーに代謝するときに産生されます。有酸素運動でも筋トレでも、筋肉を動かせば血糖やグリコーゲンを消費し、乳酸を産生します。この乳酸が溜まることが筋肉疲労の原因になる、つまり乳酸は〝悪玉〟である、そう思っている人もいるのではないでしょうか。確かに、かつてはそれが常識でした。しかし、今では必ずしもそうではない、ということがわかってきています。

乳酸は、産生されると、乳酸（マイナス）イオンと、水素（プラス）イオンに分かれ、それぞれ別の運命をたどります。乳酸のままでいることはありません。

乳酸イオン（狭義の乳酸）は、筋肉を疲労させるどころかエネルギー源として利用されたり、肝臓で血糖に変えられる、いわば〝善玉〟です。このことは、スポーツ科学や栄養学の分野では昔からわかっていたことですが、なぜか一般にはなかなか浸透していませんでした。

〝悪玉〟はむしろもう一方の水素イオンです。水素イオンが筋肉細胞を酸性化させると、私たちの体は酸性化に弱いので、代謝を障害して筋肉の収縮にブレーキをかけてしまいます。たとえばグラウンド1周全力疾走のような激しい運動をしようとすると、体がいうことをきかなくなり、最後はもう足が上がらない状態になるでしょう。こうした筋肉疲労は、乳酸のせいではなく、乳酸から分離した水素イオンが引き起こしているのです。

一方の、乳酸イオンは内分泌物質のように、血流によって全身の細胞に届けられ、多くはエネルギー源として使われます。筋肉自身のエネルギーとなるのはもちろんですが、たとえば脳にも運ばれてエネルギー源となることなどもわかっています。

乳酸のふるまいは、まさにマイオカインと同じ

脳のエネルギー源は、従来の常識ではほぼ血糖だけとされていました。頭を使ったら糖分を補給しましょう、といわれるのもそのためです。しかし、実は脳内の神経細胞は、他の細胞から分泌される乳酸をエネルギー源としていることがわかり、乳酸に対する認識は、ここでも大きく変わっています。

私が大学・大学院時代に研究していたのは、乳酸のまさにこうした働きです。運動で筋

マイオカインとしても働く乳酸(図12)

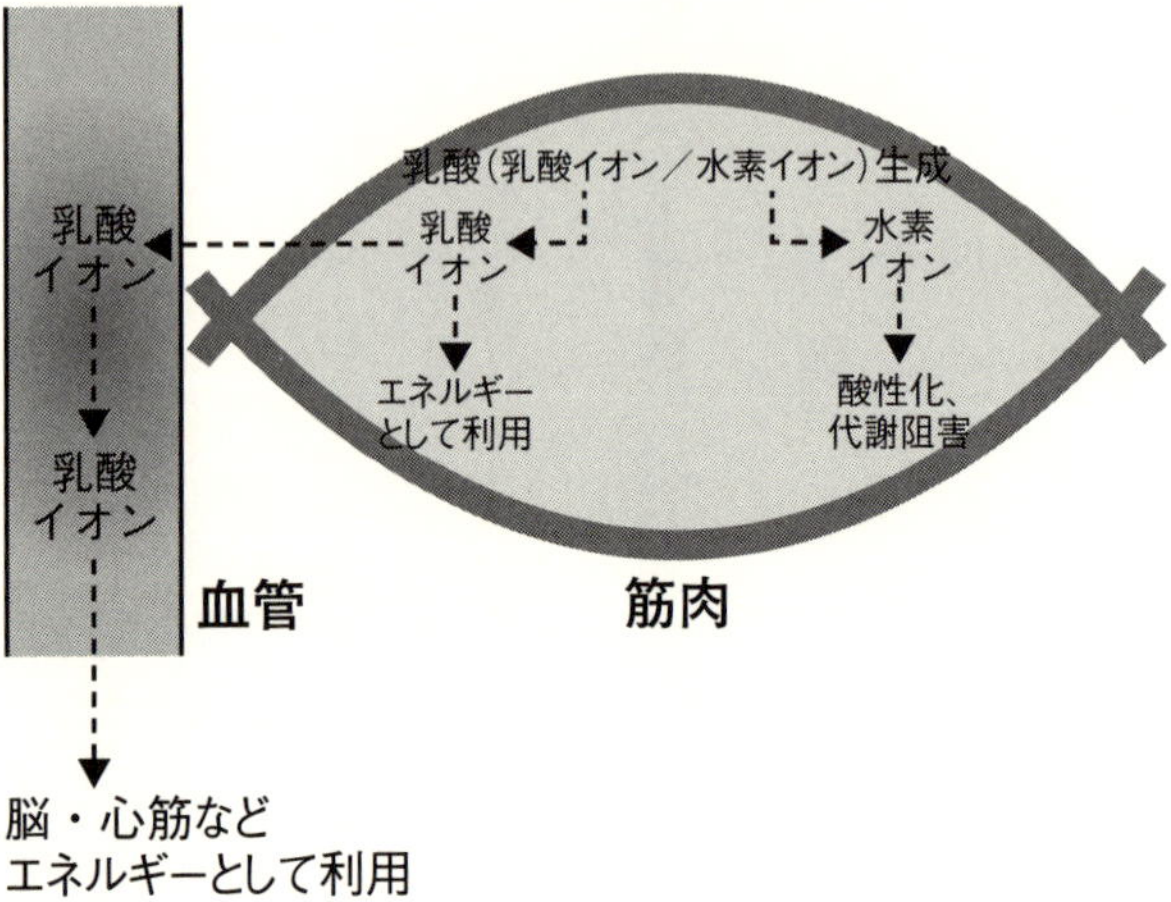

肉から分泌されることは当たり前のように知られていましたが、それにはどういう意味があるのか、どのように運ばれて、何をしているのか、それが掘り下げるべき課題でした。

乳酸は筋肉でつくられますが、筋肉から飛び出して血流にのって全身に運ばれます。一部は赤血球が運搬します。そして全身に作用して、エネルギーとして活用されます。

この一連の流れは「ラクテートシャトル」と呼ばれますが、マイオカインのメカニズムそのものです。乳酸も広義ではマイオカインの一種でもあるので当然といえば当然ですが、この頃にのちのマイオカイン研究のための考え方の基盤のようなものができていったのではないかと思います。

激しい運動で生じた活性酸素は、体にわるい？

この頃、乳酸とともに研究対象にしていたのが活性酸素です。活性酸素も、乳酸と同じく、1990年代の主流の考えでは〝悪玉〟扱いされていました。

人が体内に取り入れた酸素の数％が、化学反応によって活性酸素に変化します。活性酸素は他の物質を酸化させる力が強いので、細胞にダメージを与え生活習慣病や脳神経疾患などを引き起こす可能性があります。これを酸化ストレスといいます。

では運動するとどうなるのか。運動すると、大量に酸素を吸い、その分大量の活性酸素が発生します。つまり、「運動は体にわるい」ということになってしまいます。実際、激しい運動をすると筋肉が疲労し、足が動かなくなる、筋肉痛になる、これらの症状には確かに活性酸素が関与しています。

それなら運動をし過ぎると、かえって不健康になるのか？　筋肉疲労どころではなく病気になってしまうのか？　こうした声は一部の研究者からも上がっていて、世の中でも話題になりました。そんなことから、私自身もスポーツ栄養学の立場から、活性酸素に強い興味をもちました。

活性酸素研究の目的の1つは、酸化ストレスから身を守る食事法を探すことでした。活性酸素の働きを抑える抗酸化物質、あるいはその物質を十分に含む食品を摂取すれば、アスリートは疲れ知らずでいつまでも走り続けることができるかもしれない、筋肉疲労や筋肉痛にならずに高いパフォーマンスを保ち続けることができるかもしれない。そう思って強力な抗酸化作用をもった〝夢の食品〟探しに明け暮れました。

当時すでに、ビタミンC、ポリフェノール、カロテノイドなど、いくつかの抗酸化物質は知られていましたが、もっと効果的な、今まで知られていなかった抗酸化食品があるはずだ、そう思っていたのです。

万能ではなかった抗酸化物質のサプリ

ところが、2010年頃、ビタミンのサプリメントについて、こんな報告があちらこちらから出はじめたのです。

「ビタミンC、Eのサプリメント摂取は、持久性トレーニングや筋力トレーニングによる適応効果を阻害する」

ビタミンC、ビタミンEといえば、ありふれた抗酸化物質です。せっかく運動しても、活性酸素を取り除いてくれるはずの抗酸化物質が、その効果を阻害してしまう。これは私たちを含めて世界中の研究者にとって衝撃でした。発表されたのもれっきとした専門誌です。ひとたび発表されると、さらにマウスやヒトによる実験結果が次々と出てきます。どれも信憑性《しんぴょうせい》のあるデータです。

実はその頃、すでに抗酸化物質の一種であるアスタキサンチンの研究を進めていたので、改めて研究を見直してみる必要に迫られました。

掘り下げてみると、実はアスタキサンチンの働きは必ずしも抗酸化だけではない、ということがわかったのです。確かに抗酸化作用はあるのですが、細かく見ていけば筋肉のどこを抗酸化するのか、細胞膜なのか、細胞質なのか、ミトコンドリアなのか、それによって作用の仕方が異なります。単純にビタミンCやEなどと同じではないのです。

また、アスタキサンチンや、同じく抗酸化物質として有名なポリフェノールには、抗酸化以外の働きもあります。それもまた大きな要素になっていることがわかったのです。

たとえば、研究対象としていたケルセチンは、腎臓での利尿作用を促します。食塩（ナトリウム）を過剰に摂ると高血圧のリスクが高まりますが、ナトリウムの細胞膜輸送を調節して、尿に排泄《はいせつ》することで血圧の上昇を抑えます。

運動で生じる活性酸素は、悪玉とは限らない

結局、今私たち研究者の間で共通認識となっているのは、インターロイキン-6の場合と同じように、活性酸素も〝悪玉〟的側面だけでなく、〝善玉〟的側面もあるということです。たとえば病気、感染など急激に大量の活性酸素が出ると体にネガティブな影響を及ぼします。また、それほど激しくなくても、一定量が恒常的に出続けていると、これもまたボディブローのように体を蝕《むしば》みます。

では運動による活性酸素はどうか。運動すると確かに活性酸素は発生します。しかし、運動するたびに軽度〜中程度の活性酸素が一時的に発生するのであれば害にならない。それどころか、活性酸素自体がエネルギー代謝を促進したりマイオカインの分泌を促す誘引因子になるということがわかって、活性酸素を完全に阻害してしまうのはかえって良くないというのが、今のところの常識です。

たとえば、普段まったく運動をしない人が、いきなりマラソン大会に出たり、1年ぶりにテニス大会に出て激しい運動をしたりすると、急激に大量の活性酸素が発生するので、おそらく体は大きなダメージを受けるでしょう。こんなときは、ビタミンCなどの抗酸化性のある食品をしっかり摂ることが有効です。

しかし、日常的に運動の習慣がある人、たとえば週3回、スポーツジムに通っているというような人が大量のビタミンCを含んだサプリメントなどを服用すると、せっかくの運動の効果を阻害してしまう、ということになりかねません。もちろん、普段の食事で必要な抗酸化成分を含む食品を適切に摂取することが重要であることは、いうまでもありません。

こんなふうに私たちの体の中で、さまざまな物質がさまざまな作用をしているということ、それはよい作用もわるい作用もあるということを研究してきたことは、のちにマイオカインの研究に結びついていったといえるかもしれません。

鮭（アスタキサンチン）の抗酸化機能に注目した理由

私が乳酸や活性酸素について調べはじめたのは2000年前後ですが、この頃、世の中の健康に対する意識が少し変わってきました。

過去には「成人病」と呼ばれていた疾病が「生活習慣病」と呼ばれるようになり、糖尿病や高血圧などは生活習慣に起因するから生活習慣を見直して予防しようと、社会全体で健康意識、健康指向が高まってきました。医療の世界も、治療医療から予防医療へと重心を移すようになってきます。

その頃の私の関心は、疲労軽減に効果的な抗酸化機能のある食品でした。

活性酸素と運動を1つのテーマにしていたのですが、その関係についてはまだわかっていないことも多く、何か強い抗酸化機能をもった食品が見つかれば解決の糸口になるだろうと思ったのです。

そこで目をつけたのが鮭《さけ》でした。理由は2つ、「運動能力」と「色」です。

鮭は、優れた運動能力を備えているように思えます。日本の河川で生まれ育ち、やがて海に下ると太平洋を横断し、ベーリング海峡を渡ってアラスカ近海を遊泳します。寿命が近づきふたたび太平洋を渡り故郷の川に帰ってくると、心臓破りの急流を遡上《そじょう》して産卵に向かう、とんでもない運動能力の持ち主です。

運動量という意味でも、スタミナという意味でも、他の動物ではなかなかここまでの運動能力は見られません。

もう1つの理由は、鮭の身が赤い、ということ。たとえば、私たちが普段食べている野菜や果物には赤や黄色などの色のついたものがたくさんありますが、これらは植物が外敵から身を守るための成分、すなわち抗酸化成分であることが多いのです。抗酸化成分が必ずしもマイオカインを出すわけではありませんが、結果として、色のついた食品に抗酸化作用があるもの、つまり筋肉によいものが多いということはいえます。

もちろん、色がついてさえいればいいというわけではありませんが、色のついた野菜のほとんどは、ポリフェノール類かカロテノイド類に集約されます。ポリフェノール類は数千種、カロテノイド類は800種以上あり、いずれも大なり小なり抗酸化作用をもっています。さらに、その抗酸化作用に加えて、それぞれが独自の働きをもっているというわけです。その中で、私が注目したのは鮭でした。

アスタキサンチンがもつ、ケタ違いの抗酸化機能

鮭の赤い身の正体は、アスタキサンチンという物質です。鮭の他、エビ、カニ、ロブス

ターなどの赤い色も、同じくアスタキサンチンに由来します。

アスタキサンチンは、もともとヘマトコッカス藻という藻類《そうるい》に含まれるカロテノイド色素です。カロテノイドは、植物や微生物によって合成される色素で、緑黄色野菜に含まれるβ《ベータ》カロテンやリコピンなども同じ仲間になります。つまり、鮭は、体によいとされる緑黄色野菜と同類の成分をもっているということです。

しかし、アスタキサンチンは、「一重項酸素《いちじゅうこう》」と呼ばれる特殊な構造をもった活性酸素に対し、ケタ違いに強い抗酸化力を発揮します。一重項酸素は活性酸素の中でもとくに障害性が強く、老化にも影響する活性酸素として知られています。

たとえば、紫外線を浴びると肌で一重項酸素ができて、シミやシワの原因になります。また体内のいろいろな場所でもこの一重項酸素ができると考えられています。

さまざまな論文を読み漁《あさ》り、学会で研究者に聞いてまわったところ、アスタキサンチンは、この一重項酸素に対して、βカロテンの約5倍、ビタミンEの約100倍の強い消去能力をもつことがわかりました。

これほど抗酸化力の高い物質アスタキサンチンを、鮭は体の中に溜め込んでいる。そして、非常に高い運動能力を発揮している、ということであれば、これは研究してみる価値があるのではないか、そう考えたのです。また、研究室でお世話になっていた先生方から受けたアドバイスにも背中を押されました。

アスタキサンチンは人体に蓄積するか

まず最初に調べたのは、私たち哺乳類がアスタキサンチンを摂取してもやはり筋肉に溜め込むことができるのかどうか。

鮭がアスタキサンチンを筋肉に大量に溜め込むことができるのは、結合タンパク質をたくさんもっているからです。私たち人間や他の哺乳類が摂取しても、同じように筋肉に到達し、そこで蓄積されるのかどうか、それが疑問だったのです。

そこで、マウスの餌にアスタキサンチンを混ぜて食べさせてみました。すると内臓や筋肉に確かに蓄積することがわかりました。

では、ヒトならどうか。アスタキサンチンのサプリメントを1回飲んでもらうと、確かに、その数時間後に血中の濃度が急激に上がります。しかし、その後ゆっくり減少して、ほぼもとの状態と同じレベルまで下がってしまうことがわかりました（図13）。しかし、

アスタキサンチンを1回摂取した場合（図13）

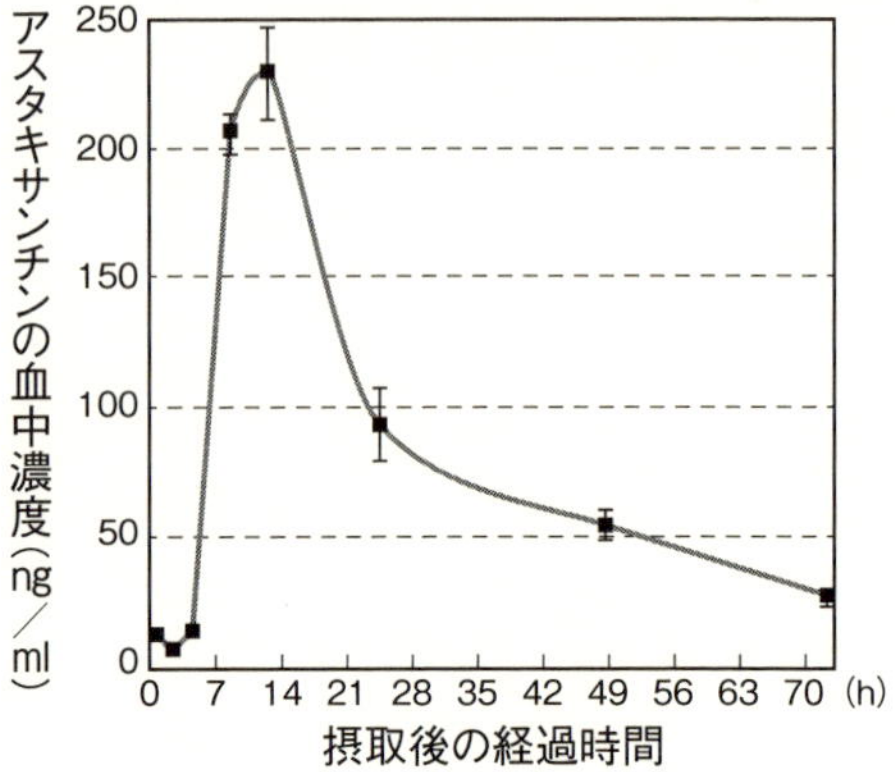

アスタキサンチンを1か月摂取した場合（図14）

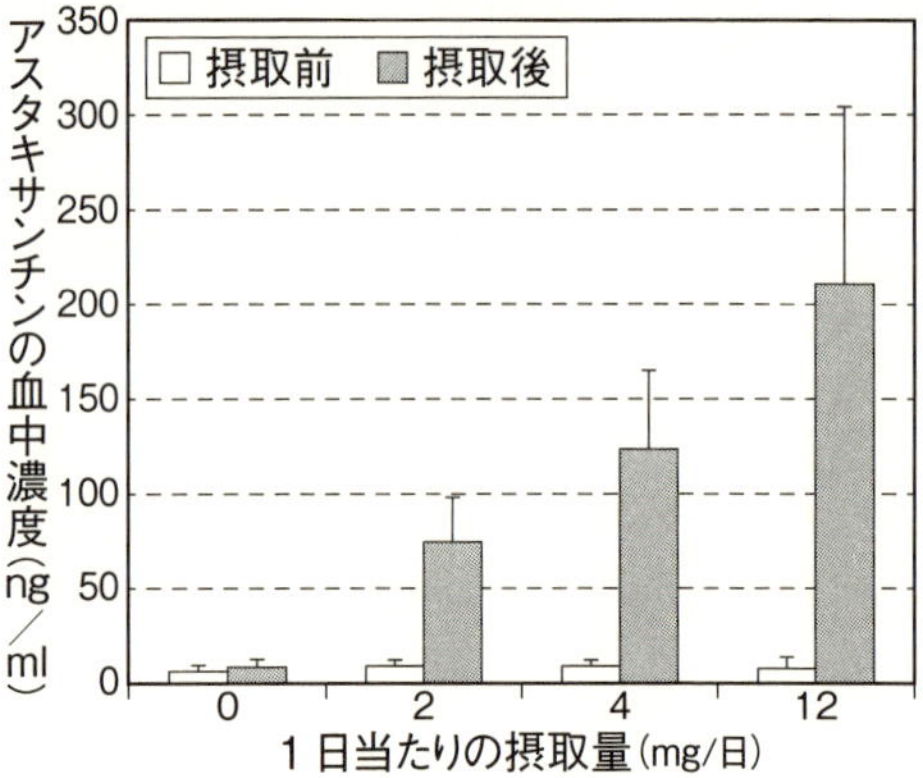

出典：富士化学工業株式会社資料

これを1か月飲み続けて調べてみると、少しずつ、じわじわと血液中に蓄積されていく、ということもわかりました（図14）。

もう1つ調べなければいけないのは、アスタキサンチンを摂取したマウスは、鮭のようにバテずに走り続けることができるのかどうか。

幸いマウスのような実験動物は人間と違い、ホモジェニックといって遺伝的バックグラウンドがすべて同じなので、ある人には効いたけれども自分には効かなかった、という、人間ではありがちなことも起こりません。こうした効果を確かめるには最適な実験モデルなのです。

アスタキサンチンは運動の持久力を向上させるか

実験の結果、アスタキサンチンを摂取したマウスは約1・5倍走り続け、バテにくくなるということがわかりました（図15）。

今でこそ、アスタキサンチンが持久走での疲労軽減に効果的であることは、スポーツ科学研究の世界ではよく知られていますが、このことを世界に広めたのが私たちの研究です。

しかし、このときにはまだ、マイオカインとの関係については考えていませんでした。

アスタキサンチンを摂取したマウスは、なぜ持久力が上がったのか。それはアスタキサン

アスタキサンチン食の疲労軽減効果（図15）

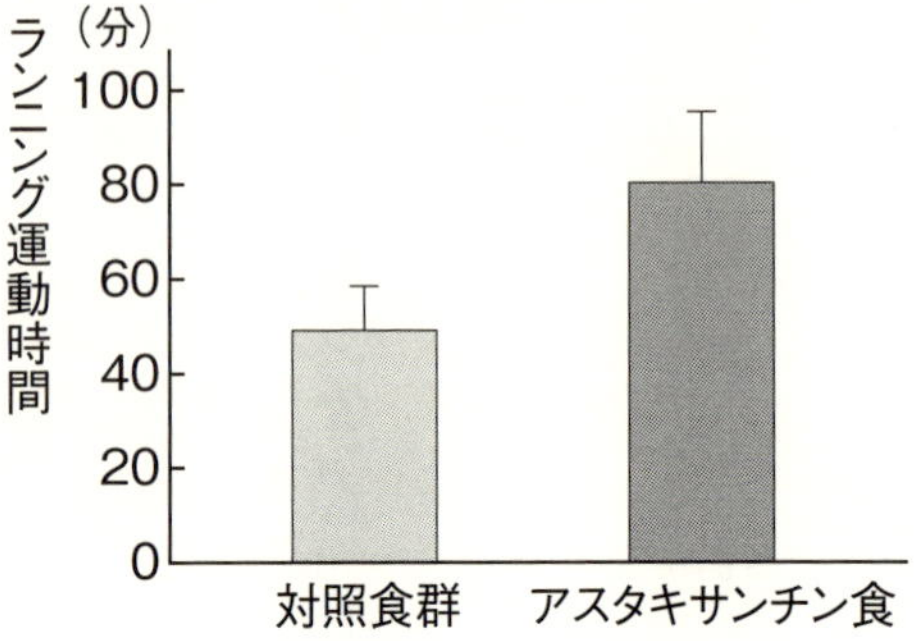

出典：Aoi W et al, Biochem Biophys Res Commun.2008, 366（4）：892-7.

チンの抗酸化作用で、脂肪を燃焼しやすい筋肉づくりができたから、という推論にとどまっていました。

脂肪は身体活動のエネルギーになります。私たちの体には多かれ少なかれ脂肪があり、枯渇《こかつ》することはまずありません。

ですからこの脂肪を効率よく利用できる人は持久力がある、ということになります。マラソンのような持久走でもバテずに走り切ることができるのです。

こうしたいくつかの実験で、アスタキサンチンは、一定量摂取し続けると体の中に蓄積すること、同時に運動能力が高まることがわかりました。このことをいくつかの論文にして発表してきましたが、最初に発表した論文は２００３年、マイオカインがはじめて報告されたのと同じ年です。

アスタキサンチンが筋肉に働くメカニズム

では、アスタキサンチンは筋肉に対してどのような働きをしているのでしょうか。キーとなる物質の１つが、ＰＧＣ１αです。ＰＧＣ１αは転写共役因子《てんしゃきょうやくいんし》と呼ばれ、細胞核内で遺伝子の転写を調節するタンパク質です。アスタキサンチンには、このＰＧＣ１αを活性化する働きがあります。

ＰＧＣ１αが活性化すると、ＤＮＡからｍＲＮＡ（メッセンジャーＲＮＡ）への転写を促進し、いくつかの鍵を握るタンパク質をつくるスイッチをオンにします。その中には、ミトコンドリア成分を合成するスイッチもあり、細胞内にミトコンドリアを増やしていきます。

ミトコンドリアは、細胞の〝エネルギー発電所〟とも呼ばれ、食べたものを燃やしてエネルギーに変えてくれる代謝の働きをしています。つまり、ミトコンドリアが多くなった筋肉は、より糖や脂肪を燃やしやすい、代謝能力が高い筋肉ということになります。このように代謝能力の高い筋肉を一言でいうなら「質のいい筋肉」というわけです。

ＰＧＣ１αはミトコンドリアを増やすと同時に、また別の働きもしています。その１つ

筋肉代謝の主な調節経路（図16）

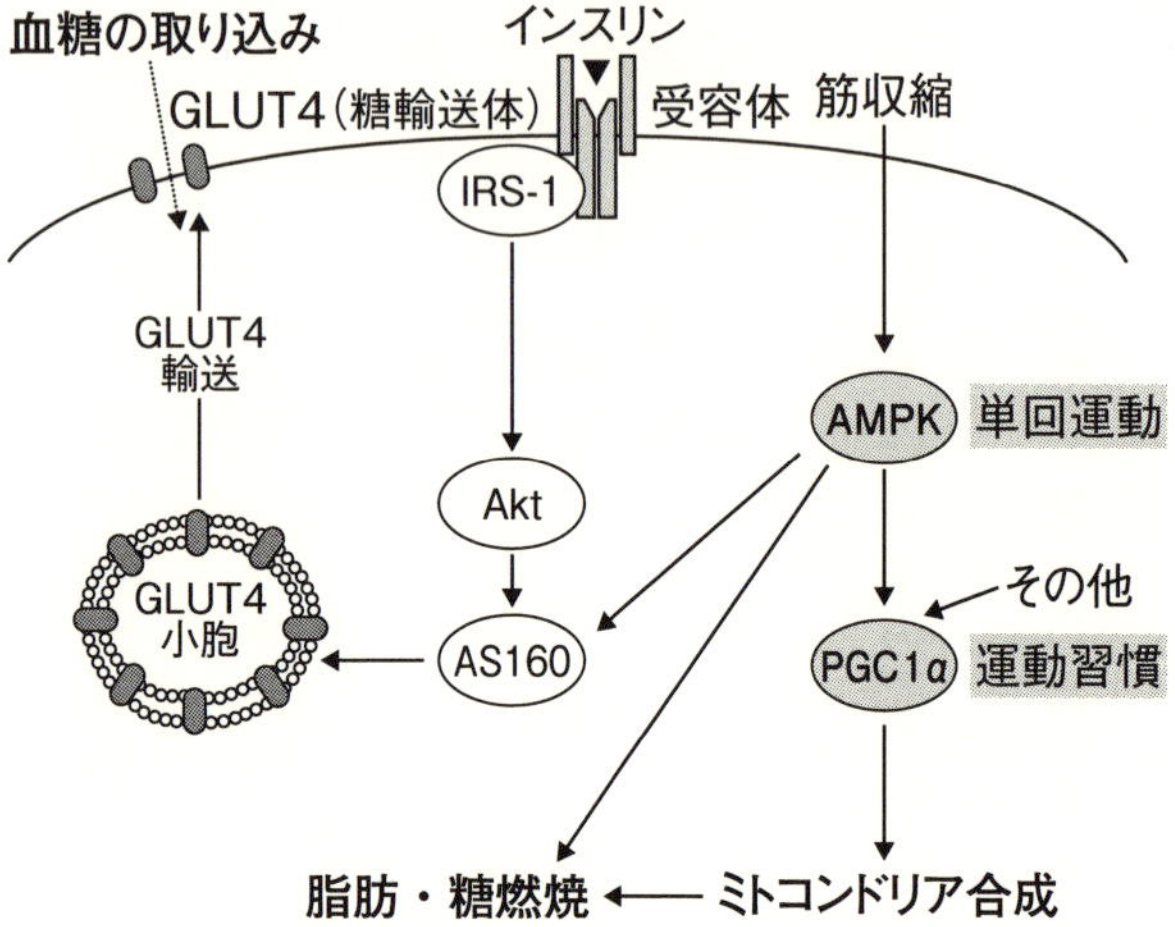

が、いくつかのマイオカインの分泌を促進すること。ここではじめて、筋肉と運動能力の研究とマイオカインが結びついた、私の中で新たな接点が生まれた、というわけです。

ＰＧＣ１αの活性化によって分泌されるマイオカインは、アイリシンや後述するβアミノイソ酪酸など、その多くが脂肪の分解に関与しています。

ＰＧＣ１αの存在は以前から知られていて重要な機能をもっていることは明らかだったので、注目している研究者もたくさんいました。その中の１つがハーバード大学のグループで、脂肪を褐色化するアイリシンの発見なども、このＰＧＣ１αに注目したことから生まれた、という経緯があります。

このPGC1αは、食事と運動習慣によって増えることがわかっていて、生活習慣病の予防などに食事と運動が重要といわれるエビデンスになっています。

運動によって血糖値が下がる仕組みが解明された

PGC1αとともに、もう1つの重要な〝立役者〟となるのが、AMPKという物質です。PGC1αは習慣的に運動することによって少しずつ増えますが、AMPKは1回運動するごとにその都度活性化されます。運動すると、普段は眠っているAMPKが急に起き出して活動する、運動を終えるとまたもとの状態に戻っておとなしくする、というようなイメージです。

このAMPKにも、脂肪や糖の燃焼を促す作用があり、同時に、PGC1αを増やす働きもしています。つまり、運動するとAMPKの働きによって脂肪が燃えると同時に、それが習慣化することでPGC1αが増えていき、その結果ミトコンドリアが増えて、脂肪を燃やしやすい質のよい筋肉になるという仕組みです。

AMPKにはもう1つ重要な働きがあって、それは血糖を下げる、ということです。

食後に血糖値が上昇すると、膵臓からインスリンが分泌されます。インスリンは、AS160というシグナル伝達因子を活性化して、血糖値を下げる働きをします。2型糖尿病ではこの作用がうまく働かず、結果、血糖値が下がらないという症状を引き起こしています。AMPKは、インスリンとは別ルートで、AS160に作用して血糖を下げる働きをします。

運動すると血糖が下がる、糖尿病には運動療法がよく効く、という背景には実はこのAMPKが関与しているということがわかり、この20年ほどの間にいろいろと研究が進んでいる分野です。実は前章でもふれたSPARCというマイオカインも、このAMPKを活性化する働きがあることがわかっています。

未知のマイオカインを、いかに発見するか〈網羅的解析〉

学生時代のさまざまな研究からマイオカイン研究へと分野を広げてきたわけですが、ここで一般的なマイオカインの見つけ方についてご説明しましょう。

マイオカインセオリーが提唱されてから20数年、マイオカイン研究が大きく進展してきた背景には、分析技術の飛躍的発展があります。網羅《もうら》的解析という強力なツールが登場し、マイオカインに限らず生命科学、医学の分野に大きな進展をもたらしたのです。

ここで少しだけ、遺伝子の基本的な仕組みについて説明しましょう。

2003年、ヒトゲノム解析完了が宣言されました。ヒトのDNAは約30億対の塩基《えんき》配列からなる暗号のようなものですが、ここに含まれるすべての遺伝子情報がゲノムです。遺伝子とは、タンパク質を合成するための設計図のようなもので、DNAのすべての塩基配列に遺伝情報があるわけではありません。30億対の塩基配列のうち、意味のある遺伝子情報が書かれているのは1～2％といわれています。遺伝子の数にして約2万程度しかありません。

遺伝子情報は、いったんmRNAに写しとられ（転写）、このmRNAが遺伝子情報を細胞核から持ち出して、そのmRNA配列に応じてアミノ酸を材料にタンパク質を合成（翻訳）します（1章図3参照）。

つまり、細胞内では、タンパク質のもととなる膨大な種類のmRNAがつくられるわけですが、このmRNAを捉えて網羅的に解析すれば、細胞が出しているすべてのタンパク質を知ることができる、ということになります。これが「トランスクリプトーム解析」です。

このトランスクリプトーム解析をおこなうシステムを、1990年代にアメリカの企業が開発したのですが、当時はまだ日本には数台しか入ってきておらず、十分には活用されていませんでした。

私の場合は、環境に恵まれ、このトランスクリプトーム解析システムが身近に利用できる状況にあったために、マイオカインの研究に役立てることができました。

この解析技術を使えば、2万の遺伝子のうち、たとえば運動によって増えるものがどのくらいあるのか、さらにその中に、筋肉から分泌されるものがどのくらいあるのか、というように絞り込んでいくことができます。もしも、2万もの遺伝子を1つずつしらみ潰しに調べていかなければならないとしたら、それだけで一生を費やしてしまうことになっていたかもしれません。

今では、身近にシステムがなくても委託して解析してもらうことができるので数段便利になりました。さらに、同様の網羅的解析ができる技術として「プロテオーム解析」というものも開発されました。タンパク質はアミノ酸が連なったものなので固有の質量があります。この質量を正確に分析することでｍＲＮＡから合成されたタンパク質の種類を推測できるという仕組みです。

こうした網羅的解析技術によって、細胞のタンパク質を一気に捉えて、その中から、分泌特性があるもの、運動によって増えるもの、不活動によって減ってくるもの、というように絞り込んでいきます。そのようにして、まず宝の山の中から〝原石〟を見つけます。最終的にそれが、マイオカインであることがわかれば、次は「分泌性の検討」さらに「機能性の探索」へと進みます。

筋肉由来の物質であるかどうかを検証〈分泌性の検討〉

新たに発見したマイオカインらしき物質があれば、今度はそれが、確かに筋肉から分泌されていることを明らかにしなければなりません。

1つの方法は、生体内試験です。ヒトや動物（マウス）の血液や筋肉を分析して、なんらかの刺激を与えて、その物質が増えていれば、それは刺激によって分泌された可能性が高い、ということになります。

もう1つは、組織・培養細胞試験。ヒトやマウスの筋肉の組織や細胞を取り出して、培養液の中で培養します。そして培養液を調べると、筋肉から、何か物質が出てきていることがわかる、という方法です。

要するに、生体内でも試験管の中でも、筋肉から出てきた物質があるとすれば、それはマイオカインである可能性が高い、ということになります。

次に、どんな刺激でその物質の分泌が増えるのか、これを検証します。

生体内であれば、運動、たとえば被験者に自転車を漕《こ》いでもらう、マウスであればランニングマシンのような装置を使って運動させる。その前後の血液を採取して調べてみて、目当ての物質が運動後に増えているかどうか、つまり運動刺激によって分泌されるのかどうかを確かめます。

培養している筋細胞の場合は、たとえば両端から数ミリ単位で引っ張ったり緩めたり物理的刺激を与えます。これは、自転車を漕ぐときの太もものように、力を入れて筋肉を収縮させたり弛緩《しかん》させたりする状態を、細胞レベルで再現したことになります。

あるいは、電気的な刺激を与えることもあります。ヒトや動物の筋肉は、神経からの電気信号によって動くので、培養液の中の筋組織も電気刺激に反応してピクッと動きます。

これらの刺激で、増えている物質があれば、それは運動によって分泌された、ということになります。

実は、生体内試験だけでは、その物質が〝筋肉から〟分泌されていることを証明するのは難しい場合があります。血液中に増えていたとしても、それが筋肉から分泌されて出てきたものなのか、他の場所から分泌されたものなのか、わからないからです。

そこで、実際にヒトの筋肉組織を外科的に採取してきて、これに電気刺激を与えたりして、筋肉から分泌していることを確かめます。この方法を日本でおこなうことは、倫理的理由などから困難です。しかし、スウェーデンなどいくつかの国では許可される国があるので、そこでこうした試験・研究がおこなわれています。

運動による筋肉から分泌されていることがわかれば、今度は、どのような運動で、どのように分泌されるのかを詳細に見ていきます。

運動した直後と1時間後、2時間後のデータを比べてみる。1か月間週3回、〝習慣的に〟運動させてみるなど、さまざまな方法で、分泌の仕方を測定します。

あるいは、逆に運動しないとどうなるのか。研究者はこれを「不活動」「活動制限」などと呼びますが、たとえばマウスの後肢の筋肉を運動させないようにしてみます。こうすると、筋肉量が減りますが、この間で分泌量がどう変わるのか。運動不足が分泌にどう影響するのかを観察します。

また、マウスを狭い部屋で飼育すると、自然と運動量が減ってきます。ステイホームです。この状態で分泌量の変化を観察します。

このようにあの手この手で、運動と分泌の関係について調べていくわけです。

人体への働きを調べる〈機能性の探索〉

次のステップは「機能性の探索」です。今度は、運動によって出てきた物質、つまりマイオカインが実際にどのような働きをしているのかを調べます。

遺伝子改変技術を使って、目的のマイオカインをつくる遺伝子をもたないマウスや、逆に過剰にもっているマウスをつくって観察します。最近は便利な世の中になって、業者に依頼すると特定の遺伝子がないマウスをつくってもらうこともできます。ただし、年単位の時間がかかります。

体全身から特定のタンパク質を欠損させたマウスを、ノックアウトマウスといいます。最近の技術では、筋肉だけにそのタンパク質がないマウス、というものもつくることができて、これはコンディショナルノックアウトマウスといいます。

いずれにせよ、たとえばあるタンパク質がないマウスをいくら運動させても痩《や》せなかった、ということがわかれば、このタンパク質は運動で分泌されて脂肪を燃焼させる働きがある、と推測できます。

また、あるタンパク質がないマウスが、がんに罹患しやすい、ということがわかれば、このタンパク質は、がんの抑制になんらかの働きをしているということになります。

また、遺伝子操作をおこなわずに、健常なマウスに薬剤のように直接マイオカインを投与して観察することもあります。マイオカインを投与したマウスが、運動をしなくても運動をしたマウスと同じ特徴（痩せる、がんにかかりにくいetc）を示せば、その運動効果は分泌されたマイオカインが関係する可能性があると考えます。

他にもアプローチの方法はありますが、細胞から出てくる無数のタンパク質の中から、マイオカインを見つけ出し、その機能を明らかにしていくわけです。

基礎研究の先にある応用研究

だいたいこのあたりまでが、私たちがおこなっている基礎研究の領域です。

この先、さらに掘り下げていくべきテーマはいくつもあります。たとえば、どのような運動をすると多く分泌されるのか、有酸素運動なのか、筋トレなのか。1回の運動で出るのか、それとも運動習慣によってじわじわ出るのか。歩くだけでも出るのか、息が切れる強度でのジョギングが必要なのか。男性でも女性でも出るのか。若者でも高齢者でも出るのか。健常者でも疾患のある患者でも出るのか。

どんな食べ物によって出やすくなるのか……。

このように、調べてみたいことはたくさんあります。しかし、ひとつひとつの検証には大変な時間と費用がかかるので、詳細な効果については、それぞれ興味がある分野の研究者が検証していくことになります。

たとえば、骨を強くする働きがありそうだということがわかれば、リハビリやスポーツ分野の研究者が興味をもつでしょうし、脳機能や美肌に効果があるとわかれば老化分野の研究者、あるいは化粧品など民間企業の研究部門が引き継ぐかもしれません。

私自身、運動栄養学が専門ですが、マクロな視点で運動と栄養が体に与える影響を研究しながら、一方で、アンチエイジング、サルコペニア、スポーツなどの学会にも所属し、関連の研究者とも議論を交わします。しかし、研究者として惹かれているのは、基礎研究です。

大腸がん予防の最善策は「運動」であるワケ

マイオカイン研究の一般的な流れを見てきましたが、この流れに沿って、私たちが発見したSPARCというマイオカインのケースをご紹介しましょう。

そもそもなぜ、マイオカインと大腸がんが何か関係があるのではないかと目を向けたのか、そのきっかけは疫学データでした。

2022年に厚生労働省から発表されたデータを見てみると、日本人の死因の1位は「悪性新生物〈腫瘍〉」、つまり、がんとなっています。2人に1人はがんにかかり、3人に1人はがんで亡くなる、などといわれることもありますが、年々治療技術の向上などでこの比率は減りつつあります。それでも最新のデータでは、4人に1人が、がんが原因で亡くなっています。

がんの死亡率を部位別に見てみると、男性では昔は胃がんが多かったのですが、その後、

日本人の主な死因の構成割合(図17)

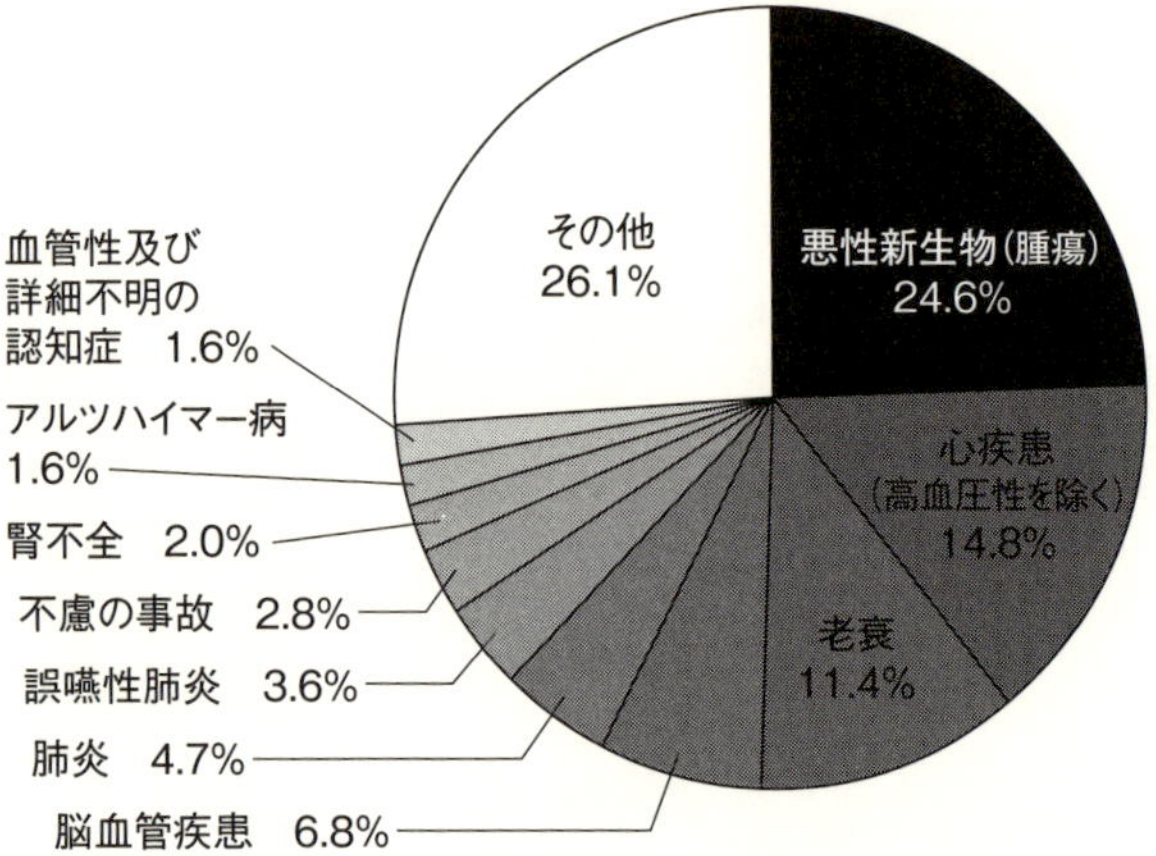

出典：「令和4年(2022年)人口動態統計(概数)」厚生労働省

肺がんが増えていて、ここ30年くらいの間、もっとも多くなっています。大腸がんもやはり増えていて、2020年には2位となっています。女性では2015年頃から大腸がんの死亡率がもっとも高くなっています。

がんは難しい病気ですが、そのメカニズムがわかれば対策を講じることができます。胃がんについては、ヘリコバクターピロリ菌を除菌することでリスクを軽減できることが浸透してきましたし、肺がんは禁煙という対策が可能です。では、大腸がんのリスクを減らすにはどうしたらよいのでしょうか。

大腸がんのリスクを軽減する対策は、今のところもっぱら生活習慣の改善に求められています。図18は、世界がん研究基金とアメリ

大腸がんリスクと生活習慣（図18）

判定	リスクを減らす因子	リスクを高める因子
確実	身体活動	加工肉 飲酒 肥満
可能性大	全粒穀物 食物繊維 乳製品 カルシウム	レッドミート
可能性あり	ビタミンC含有食品 魚 ビタミンD マルチビタミン	野菜摂取不足 果物摂取不足 ヘム鉄含有食品

出典：World Cancer Research Fund, American Institute for Cancer Research. "Diet, Nutrition, Physical Activity and Cancer: a Global Perspective", 2018を改変

カがん研究協会が共同で、世界でおこなわれた数十の研究結果をまとめたものです。上にいくほど確実、つまりエビデンスレベルが高い、ということを意味しています。

大腸がんのリスクを軽減する「可能性があり」とされるものは、ビタミンCやD、魚類を多く摂ること。「可能性が大きい」とされるものは、全粒穀物《ぜんりゅうこくもつ》、食物繊維、乳製品、カルシウムを摂ること。そして、「確実」にリスクを減らすといわれているのが、身体活動、つまり運動です。

運動は大腸がん予防にいい、と聞いて「それはそうだろう」と思うかもしれませんが、注目すべきは「ビタミンCや食物繊維よりもエビデンスレベルが高い」ということです。

一方、リスクを高める因子を見てみると、加工肉、飲酒、肥満は確実にリスクを高める、レッドミート（牛肉、豚肉、羊肉など家畜の肉）を食べると可能性が高まる、野菜や果物不足も可能性がある、こうしたことはすでによく知られています。運動をすると大腸がんのリスクが下がることも、事実としては以前から知られてはいました。

しかし、そのメカニズムはわかっていませんでした。これは、運動栄養学の研究者としてぜひやらなければいけないと、研究のターゲットとしたのです。

SPARCの発見

もともと私自身、「運動するとなぜ体にいいのか」そのメカニズムを明らかにすることが、学生時代から一貫したテーマでした。

ちょうど大学院生の頃、遺伝子発現といって「どのような運動をすると、どのような遺伝子が、筋肉の中で発現するのか」を遺伝子レベルで調査するという手法が注目されはじめていました。

前述したような網羅的解析ツールが登場して、膨大な種類の遺伝子の中から何か宝物が見つかるのではないかと、世界中の研究者が探していました。それは同時に、筋肉から分泌する物質マイオカインというものが世の中に紹介されはじめた時期でもありました。

では、２万もの遺伝子の中からどのように絞り込んでいったのか。

運動後のSPARCの血中濃度の変化（図19）

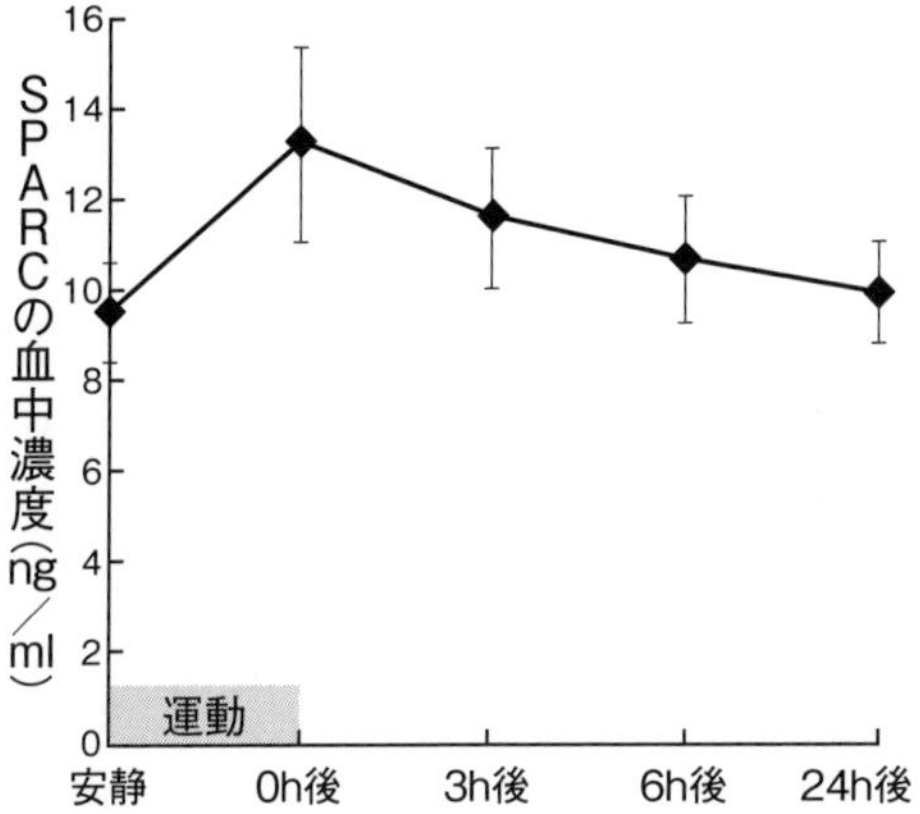

出典：青井ら執筆 Aoi W et al, Gut. 2013, 62(6):882-9.を改変

運動によって増え、かつ、老化によって減っていく、このような性質の物質があれば、これはきっと運動と健康の関係になんらかの役割を果たしているのではないかと考えたのです。調べてみると、運動によって顕著に増えるものは３００以上、老化によって減っていくものは１００以上ありました。そして、その両方に共通するものは20程度でした。

この20の物質を、ひとつひとつ吟味《ぎんみ》しながら何か面白い特徴をもったものはないだろうか、とたどり着いたのがＳＰＡＲＣ(Secreted Protein

Acidic and Rich in Cysteine）でした。

このＳＰＡＲＣがマイオカインであることを明らかにしたのは私たちの研究グループがはじめてです。日本ではマイオカインの最先端の報告だったと思っています。ただこのときはまだ有力な候補というだけで、この先、実りある研究になるかどうかはまったくわかりません。

そこで、さまざまな実験を繰り返して調べ上げていきました。

まず運動によって分泌がどう変化するか調べます。被験者に自転車を漕いでもらい、血液中のＳＰＡＲＣの濃度を測定したのが図19です。運動直後は、１・５倍程度に増えていて、その後徐々に減少。24時間後にはもとのレベルに戻っています。

運動による筋肉内ＳＰＡＲＣの変化も、マウスの実験で観察されました。運動すると、ＳＰＡＲＣが分泌されていくことが明らかになったのです。

ＳＰＡＲＣと大腸がんの関係を検証

このＳＰＡＲＣが大腸がんの抑制になんらかの働きをしているのではないかと仮説を立

運動と大腸がんの実験（図20）

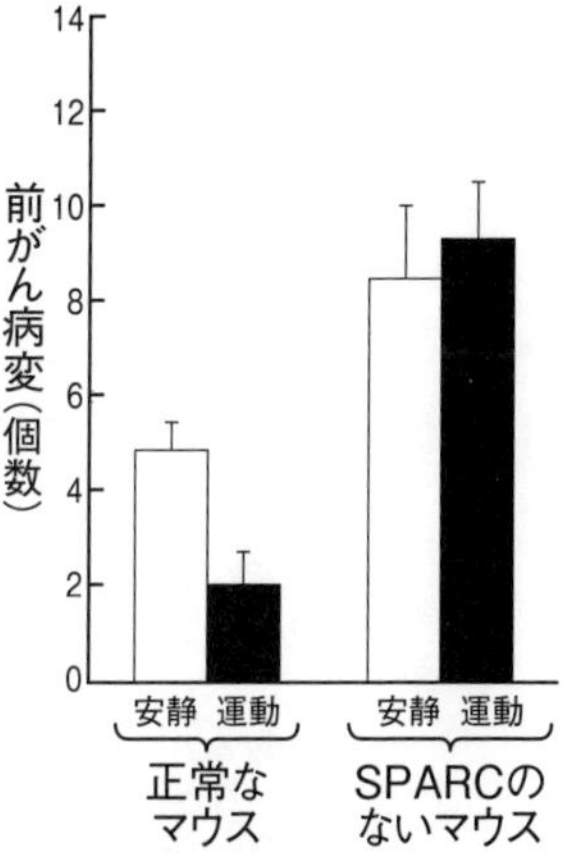

SPARCの投与と大腸がんの実験（図21）

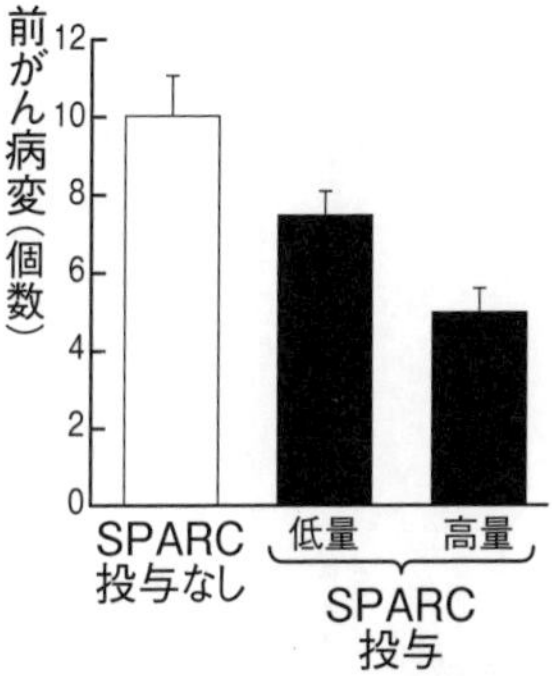

出典：青井ら執筆 Aoi W et al, Gut. 2013, 62(6)：882-9. を改変

てた私たちは、遺伝子操作でＳＰＡＲＣのないマウスを使って実験しました。

実験では、マウスを大腸がんになりやすい状態にして比較します。正常なマウスに6週間、軽いランニング運動をさせると、大腸がんの〝芽〟が減っていきます。これは、前述した「運動すると大腸がんリスクが抑えられる」というデータとも一致しています。一方、ＳＰＡＲＣのないマウスが図20右です。同じ運動をさせてもがん細胞の芽は減りません。

このことから、「運動すると大腸がんリスクが抑えられる」ことには、ＳＰＡＲＣがなんらかのかたちで関係していることがわかります。

しかし、これだけでは運動に関連した何か別の効果である可能性もゼロではありません。そこで、正常なマウスにSPARCを直接投与して、大腸がんのリスクを調べてみました（図21）。その結果、SPARCの投与によって、運動しなくても大腸がんの〝芽〟が減少していることがわかりました。投与量を多くしてみると、その効果も大きくなっています。ではもっと直接的に、がん細胞に作用させたらどうなるか。培養したがん細胞にSPARCを投与して観察してみると、やはり細胞増殖が抑えられるということがわかりました。濃度を高くしていくと、その効果も大きくなっていきます。この結果から、SPARCはがん細胞に直接作用していることがわかります。

これらの実験データからSPARCの働きを整理すると、次のようになります。

運動すると筋肉からSPARCが分泌される➡血管を通って大腸に運ばれる➡大腸がんに直接作用して、がん細胞の芽（初期段階）をアポトーシス（自死）に追い込む。

これらの結果は、のちに別種類の遺伝子改変マウスでも研究を重ね、確証を得ていくことになります。

マイオカインの研究のためにスウェーデンへ

SPARCの効果については、マウス実験で確かめられました。しかし、これはあくまでマウス実験です。では、ヒトではどうなのか。私はそれを確かめにスウェーデンに飛びました。

前述したように、スウェーデンはヒトの筋肉を使って実験をおこなう筋生検《きんせいけん》が可能な数少ない国の1つです。私はSPARCの効果がヒトに対しても、マウスと同じようにあるのかどうか、その実験をするため長期海外研究システムを利用してスウェーデンのカロリンスカ研究所の研究メンバーになりました。

カロリンスカでの研究期間は、とても大きな経験になりました。実際に筋生検によって、ヒトの筋肉でもSPARCの働きが十分にあることが確かめられました。

研究チーム内ではアメリカ、カナダ、ドイツなど10か国以上の国の研究者が、日々研究に精を出しています。カロリンスカ研究所は、世界最大の医学系単科教育研究機関で、ノーベル生理学・医学賞の選考委員会があります。毎年ノーベル賞の関連イベントが多数あり、私もそうした空気を肌で感じながら研究をすることができました。研究室にはつねに優秀な研究者が集まっていて、大いに刺激を受けました。

すでに10年ほど経ちますが、カロリンスカ研究所との共同研究は今も続けていて、お互い切磋琢磨《せっさたくま》するコラボレーターでもあります。

筋肉と腸の密接な関係を明かす〈筋腸相関〉

ＳＰＡＲＣが大腸がんのリスクを減らす働きをしていることは前述しましたが、筋肉と腸の関係はそれだけでなく、互いに関連し合って私たちの健康を維持しているということがわかってきました。これが、私たちが最近研究している「筋腸相関《きんちょうそうかん》」です。

「脳腸相関《のうちょう》」という言葉が昔からありますが、これは脳がストレスを感じると腸に影響して下痢や便秘などの不調を起こし、逆に腸内環境がわるいと脳に作用して不安感を増したり、うつになったりする。これは神経を通じて脳と腸が互いに影響し合っているからと考えられています。同じように、筋肉と腸も互いに影響し合っているというのが「筋腸相関」で、その鍵を握るのがマイオカインというわけです。

たとえば、腸には有害な物質が体内に侵入することを防ぐバリア機能があります。ところがストレスや食生活の乱れなどで腸がダメージを受けると、このバリア機能が低下し、本来血液中に入ってはいけない有害な物質が腸から漏れ出て、体内に取り込まれてしまう現象が起こります。これを「リーキーガット」といいます。

マウスを使った実験では、腸バリア機能を低下させた「リーキーガットマウス」と健康なマウスの筋肉の機能を比較しました。するとリーキーガットマウスでは、筋肉の糖・脂質代謝機能、ミトコンドリア活性などが低下していることがわかりました。これが、腸が悪化すると筋肉の働きが悪くなる一例です。さらに、そうなると、マイオカインの分泌も低下して、それがまた腸の働きを悪くすることになるのです。

反対に腸の状態が良ければ、さまざまな食物から栄養分を吸収し、筋肉を増強したり質を高めたり、よい影響を及ぼします。

マイオカインを切り口に筋腸相関の解明へ

腸は、私たちの体の中でさまざまな働きをしています。蠕動《ぜんどう》運動によって食べたものを少しずつ肛門に向かって自律的に押し出しています。あるいは、腸もまた筋肉と同じようにホルモンを分泌していて（消化管から分泌され、インスリン分泌を促すホルモンを総称してインクレチンといいます）インスリンの分泌を促し、血糖値の調整をおこなったりもします。これらの機能がうまく働かないと、下痢や便秘、高血糖などの原因になることもあります。

このように腸の状態を整え、体の健康を維持するために、筋肉から分泌されるマイオカインがなんらかの形で関与しているのです。

マイオカインがこの筋腸相関をどのように媒介するのか、ということを私たちはさらに探ろうとしています。

筋腸相関は、これから先もまだまだ掘り下げるべきテーマだと感じています。

このようなことが、私自身が筋肉への興味から研究に関わりはじめ、そして、私たちのグループが研究してきた内容です。マイオカインの研究は今世界中でおこなわれています。その種類の数は６００以上といわれていますが、今後さらに新しいものが見つかっていく可能性もあります。今わかっているものの中にも、まだわかっていない意外な働きがあるかもしれません。

4章

マイオカインを活かす〈正しい食習慣〉のすすめ

マイオカインを活かすために必要な鮭の量は？

この章では、栄養学の視点から、マイオカインの働きを良くしてくれる食材や食生活について解説していきます。

アスタキサンチンは、前章でも解説したとおり、鮭の赤い身に含まれる成分で、強力な抗酸化作用があり、アイリシン、SPARCなどのマイオカインを増やす効果があります。

アスタキサンチンは、抗酸化物質として強力であるだけでなく、プロオキシダントを起こしにくいという優れた特性をもっています。プロオキシダントとは、抗酸化物質が相手の酸化物質に反応して還元《かんげん》してあげる代わりに、自分が酸化物質になってしまうことをいいます（図22）。

ビタミンCなどの多くの抗酸化物質は、この現象を起こすことが知られていて、サプリメントなどで一定量以上の抗酸化物質を一度に摂ると、それ自体が酸化物質となって体にダメージを与えることもあるのです。

しかし、カロテノイドのキサントフィル類ではこの作用が起こりにくいものも多く、そ

酸化・還元反応とプロオキシダント(図22)

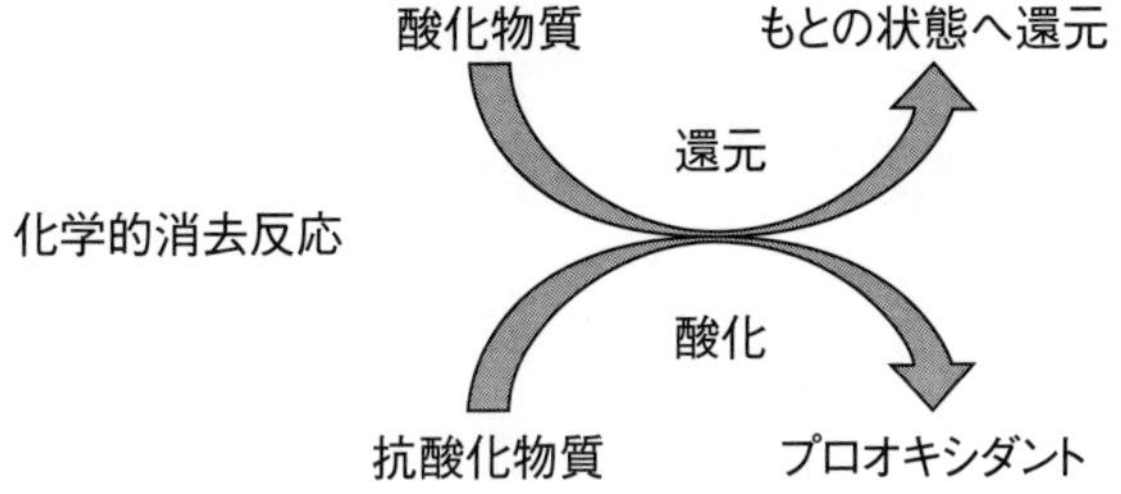

の中でもアスタキサンチンは、とくにプロオキシダントになりにくい抗酸化物質として注目されています。

もう1つ、アスタキサンチンの優れたポイントは、ミトコンドリアに蓄積される、ということです。

実はミトコンドリアは細胞の活動にとって非常に重要な場所であるにもかかわらず、活性酸素の発生源でもあります。自分が出した活性酸素によって、自分がダメージを受けてしまうということが起こってしまいます。

アスタキサンチンがミトコンドリアに蓄積されることで、ミトコンドリア自身を活性酸素から守る働きがあります。その結果、ミトコンドリアを活きのいい状態に保ち、脂肪や糖を燃焼する場所を確保するという特性があるのです。

このアスタキサンチンが十分な効果を発揮するには、どのくらいの量を食べればよいのでしょうか。

鮭からアスタキサンチンを摂取する場合、理想をいえば1日

2切れ食べれば、血液中の濃度が高まってきて、効果を発揮できる計算になります。

しかし、現実的にはそれだけの量を食べ続けることは難しいでしょうし、1日2切れに満たなくても一定の効果は得られると思います。鮭フレークなどを常備しておけば毎日摂取することも可能ですが、食べ過ぎると塩分の摂り過ぎになることもあるので注意が必要です。

実験では一定量のアスタキサンチンをサプリメントで毎日摂取してもらうことで蓄積が確認されましたが、私たちが実生活で血液中にアスタキサンチンを検出できるまで濃度を上げるのは、実をいえばなかなか困難です。

鮭が好きで毎日のように食べている人や、お寿司屋さんでサーモン丼か何かを食べた直後であればなんとか検出できるでしょう。普通に生活している人でも多少の蓄積はあると思いますが、すぐに検出できるレベルに上がってくるわけではありません。

少量ずつでも継続して摂取することで、確実に蓄積されるということが実験データからもわかっています。即効性はなくても、習慣的に多めに摂ることを意識していると、やがて血液中や筋肉に溜まっていくはずです。

アスリートならサプリでの補充も選択肢

食べ方、摂り方についてはどうでしょうか。

アスタキサンチンは脂溶性の物質で脂に溶けやすいという性質があります。空腹時に鮭だけを食べたり、サプリメントだけを摂取するのはあまり吸収率が良くないと思います。ですから、他の食材といっしょに食べる。おすすめは、サーモンマリネなどをオリーブオイルなど健康的なタイプのオイルと一緒に食べることです。また、質のよいサーモンはそれ自体が脂を含んでいるので、〝脂ののった〟ものを選ぶのもよいと思います。

アスタキサンチンは、抗酸化物質として優れていることから、高強度のトレーニングをするアスリートなどは意識して摂取すると効果的です。私も、スポーツ選手などにアドバイスを求められることもあり、そんなときは「サプリメントで摂取するのも1つの方法です」と答えることにしています。実際、マラソン選手にはサプリメントをうまく活用している人もいるようです。

私が古くから交流のあるトレイルランのプロランナーも、サプリメントを摂取されています。トレイルランとは、森林や山岳地帯など自然の中のルートを走る過酷な長距離レースで、ときにはフルマラソン以上の長距離を走ることもあります。その方は長年アスタキサンチンを摂取しながら、50歳を超えた今も第一線で活躍しています。

ただ後述しますが、私の基本的な考えは、栄養はあくまで食事で摂る、ということ。サプリメントは、なんらかの事情で食事が十分に摂れなかったり、特定の栄養素を多めに必要とするときなどに限って、補助的に摂取することをおすすめします。

クレモリス菌（カスピ海）ヨーグルトが筋肉を若々しく保つ

カスピ海沿岸のコーカサス地方（ジョージア共和国とその周辺）は、世界でも有数の長寿地域として知られていますが、この地方では、自家製のヨーグルトを日常的に飲んでいるそうです。

これを、長年にわたって長寿食文化の研究をされている家森幸男《やもりゆきお》博士が研究のために日本に持ち帰り、広く知られるようになったのが、カスピ海ヨーグルトとして知られるクレモリス菌ヨーグルトです。

このヨーグルトの特徴は、独特の粘り気があること。この粘り気を生み出しているのがクレモリス菌という乳酸菌です。

このクレモリス菌が産生するＥＰＳ（Exo-polysaccharide）という物質が体内の消化液で分解されることなく腸まで届き、強力な抗炎症作用を発揮すると考えられています。

私たちのグループでは、筋腸相関を研究する過程で、このクレモリス菌ヨーグルトに注目しました。これを摂取することで筋肉の働きがどう変化するのか、マウス実験で調べてみました。

マウスの寿命はだいたい2年余りですが、実験では2歳手前、人間でいうと60歳ぐらいのマウスを使いました。このくらいの年齢になると人間と同じで、筋肉が徐々に衰えてくるのですが、クレモリス菌ヨーグルトを食べさせて腸内環境を良くしてあげると、筋肉の萎縮が抑えられるという結果が得られました。

では、他のヨーグルトではダメなのか、とよく聞かれるのですが、やはりヨーグルトならなんでもよいというわけにはいきません。乳酸菌にも４００種類以上があり、すべてが完全に明らかになっているわけではありませんが、それぞれ特徴があり、それがクレモリス菌ヨーグルトの場合は、筋肉の老化を抑える働きであるということです。

ラクトバチルス・ヘルベティカス菌発酵乳が、筋肉の酷使に効く

カルピスとして知られるラクトバチルス・ヘルベティカス菌発酵乳もまた、筋肉によい食品の1つです。乳酸菌は400種以上あるといいましたが、ひとつひとつ働き方が異なるのは、タンパク質への働き方が異なるのが原因の1つです。

乳酸菌はタンパク質に働きかけて分解するときに、タンパク質の鎖のどこを切断するかで、産生するアミノ酸やペプチドが違ってきます。カルピスの乳酸菌ラクトバチルス・ヘルベティカスは、トリペプチドというアミノ酸が3つ結合した特別なペプチドを産生します。このトリペプチドに、筋肉の疲労を軽減してくれる働きがあるのです。

若齢者を対象にした実験では、被験者に筋トレをしてもらい、その前後に計3回ラクトバチルス・ヘルベティカス菌発酵乳を飲んでもらいました。その結果、ラクトバチルス・ヘルベティカス菌発酵乳を飲んだグループは、プラセボ（偽飲料《ぎいんりょう》）を飲んだグループに比べ、血液中の筋肉損傷指標が抑えられ、また、筋肉痛が抑えられたりするという結果が出ています。

一方、中高齢者を対象にした実験では、山下《くだ》りのシチュエーションを想定して、疲労の回復度を調べてみました。

実験では、山下りと同じ負荷をかけることができるマシンを使用して、運動の1つです。坂道を下る動きは、筋肉痛になりやすい運動の1つです。

実験では、山下りと同じ負荷をかけることができるマシンを使用して、運動後に血中クレアチンキナーゼ濃度を測定。クレアチンキナーゼは、筋肉が損傷したときに血液中に漏れ出てくる物質で、その濃度を測ることで筋肉損傷の度合い＝筋肉痛の度合いを客観的データとして測定できます。

その結果、ラクトバチルス・ヘルベティカス菌発酵乳を飲んだグループでは、飲まないグループに比べて筋肉損傷の度合いが4分の1に抑えられていました。

また、私たちの研究をもとにしてアサヒ飲料が青山学院大学駅伝チームの合宿時におこなった調査でも、この発酵乳有効成分を摂取すると合宿後の疲れ・だるさ、筋肉痛が抑えられた、というアンケート結果が出ています。

実は、私がカルピスに注目したきっかけは、1964年の東京オリンピックで活躍したマラソンの円谷《つぶらや》幸吉《こうきち》選手のエピソードでした。円谷選手のスペシャルドリンクはカルピスだった、という話を聞いて気になっていたのです。

あるとき、カルピス社の方とお話しする機会があり、その社員の方もスポーツに関心をもたれていたことから話がはずみ、カルピスとスポーツの話になりました。するとその方も円谷選手のエピソードをご存じで、実は会社の古い研究資料に「運動疲労が抑えられた」というデータがあるといいます。

興味をもった私は、ぜひ見せてくださいとお願いしました。その資料自体は科学的に十分なデータといえるものではありませんでしたが、これをもっと掘り下げてみたら何か見つかるのではないかと共同研究をはじめた、という経緯があります。

実際に研究をすすめていくうちに、乳酸菌発酵によって産生するトリペプチドがどうも筋肉にいいらしいとわかってきて、今度は筋細胞を培養して直接作用させると確かに筋肉の代謝が良くなることがわかり……、というように、思いがけない偶然の出会いから研究が大きく広がっていったというケースでした。

京野菜・桂ウリが筋肉の代謝を高める

桂《かつら》ウリは、京野菜の1つですが、これもまた筋肉によい、ということがわかりました。

なぜまた京野菜というニッチなところに目をつけたのかというと、私が今いる大学が京都にあるからです。

その京都府立大学には京野菜の研究者も多く、主に機能性の研究をしています。京野菜（京の伝統野菜）は、広く一般に売られているF1種（異なる系統をかけあわせた種）とは異なり、厳格に血統が守られている在来種です。そのため、同じ野菜でも他にはないユニークな成分をもっているものが多いのです。そのうちの1つが桂ウリです。

桂ウリはメロンに似た香りがしますが、その香気成分に大腸がん抑制の可能性があるとして研究されていることなど、さまざまな健康増進作用があることが証明されていたり、その機能性が注目されている食材でもあります。

私が注目したのは、古い資料の中に、昔の京都の車夫が握り飯と有効成分を含む漬物だけで何時間も走り回っていた、といった記述があることを知ったことがきっかけでした。学内で京野菜の研究者と話していたときに、たまたまこの話になり、それは面白い、桂ウリと筋肉の関係をぜひ調べてみましょうということになったのです。

実際に調べていくと、確かに筋肉の代謝を良くして、疲労を改善する働きがあることがわかりました。マウスに桂ウリの有効成分を飲ませて運動させてみると、筋肉の酸性化が改善されていて、ミトコンドリアの代謝が良くなっていることが推察されました。

それならヒトではどうなのか調べてみようということで、桂ウリのスムージーを専門の先生に開発してもらいました。メロンに似た香りとはいえ、そのままではなかなか飲みにくいので、甘く味を整えて美味しく飲めるスムージーになっています。

これは、一般学生向けに私たちの大学の生協でも販売しましたし、某企業とタイアップして期間限定商品として店頭販売してなかなか好評だったと聞いています。

実験では、この桂ウリスムージーを飲んでもらったグループとプラセボ（偽飲料）を飲んでもらったグループにそれぞれ運動してもらったところ、確かに桂ウリを摂取したグループのほうが代謝が良くなったという結果を観察できました。

抹茶が、筋トレ効果を高める

茶葉に含まれる多様な成分

京都ゆかりの食材として、抹茶《まっちゃ》も研究対象にしています。お茶に含まれるカテキンに脂肪燃焼効果があるということはすでによく知られています。確かなエビデンスもあり、さまざまな機能性飲料として商品化もされています。

しかしいずれも有酸素運動を意識したものでした。私たちのグループの研究は、抹茶と筋トレを結びつけたというところがユニークといっていいでしょう。

これまでは、運動と食の研究といえば、ジョギング、ランニング、サイクリングなどの有酸素運動の際に脂肪を効率よく燃やすことを目的としたものが中心でした。しかし、今や運動といえば有酸素運動だけではありません。筋トレはもはやパワー系アスリートだけのものではなく、老若男女誰もがおこなうべきであると厚生労働省も推奨しています。

そんな背景から、これからは筋トレの効果を高める食のあり方を探っていくことが大切だと思っています。そこで、日本人なら誰でも飲むであろうお茶に着目したわけです。

なぜ、煎茶《せんちゃ》ではなく抹茶なのかといえば、筋肉と腸の「筋腸相関」について研究している過程で、お茶の葉にはさまざまな腸にいい成分が含まれていることに注目し

抹茶と煎茶の成分比較(図23)

	緑茶	
	抹茶	煎茶
茶カテキン(ポリフェノール)	150mg	70mg
ルテイン(カロテノイド)	1mg	—
テアニン(アミノ酸)	20〜40mg	2〜20mg
食物繊維	500mg	—
ビタミンK(脂溶性ビタミン)	44μg	—

(1杯あたりの含有量)

「抹茶と健康研究会」資料を参照

ていたからです。

前述したようにカテキンには脂肪を分解してくれる働きがあるだけでなく、腸の中で悪玉菌を減らしてくれる働きがあります。テアニンやルテインは運動疲労に効果があるといわれています。また、ビタミンKは骨の健康に欠かせません。

茶葉ごと飲むので、煎茶に比べてこうした成分をより多く摂取することができるのも抹茶の優れた点の1つです。カテキンやテアニンは煎茶の2倍以上、ルテインは1日で摂る量を、1杯の抹茶から摂ることができます。ビタミンKも、1日の必要量の約3分の1が抹茶1杯に含まれています。食物繊維のように煎茶にはほとんど含まれていない成分もあります。抹茶はとても栄養価が高い飲み物なのです。

抹茶が筋肉の増量を助ける理由

実験では、普段運動習慣のない若齢者に、週に2回筋トレをしながら、1日2杯の抹茶飲料を飲んでもらいます。これを12週間続けてもらいました。

その結果、抹茶を飲んで筋トレをおこなった被験者は、飲まなかった被験者に比べて、筋力、筋肉量ともに増えています。とくに筋肉量に至っては対照群で平均0・1kgしか増

抹茶摂取による筋肉増大のイメージ(図24)

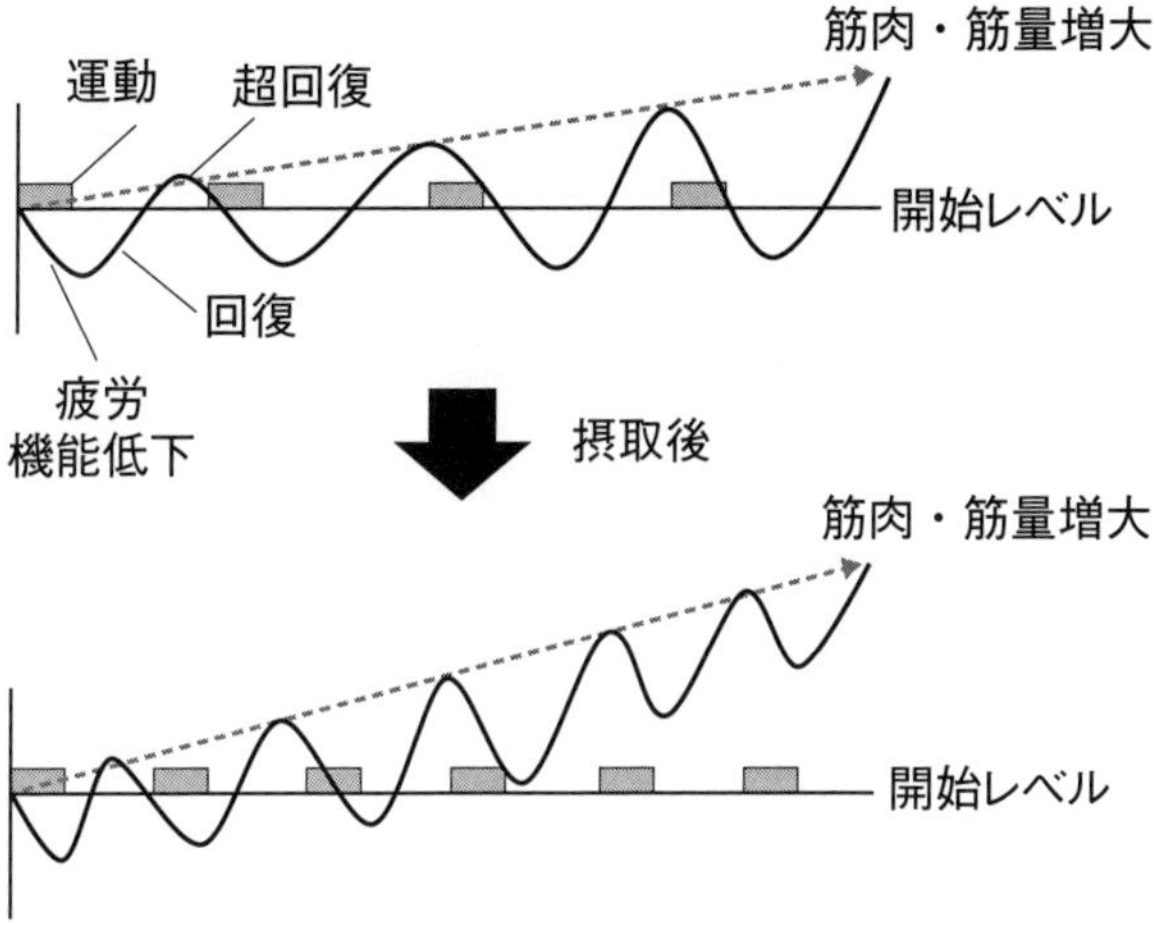

えなかったのに対し、抹茶群では平均0・6kg増えるという結果になっています。

その理由を考察してみたのですが、1つには疲労が抑えられるということ、本人が感じる主観的な疲労度も少なくなっていますし、唾液《だえき》中のコルチゾール（ストレスホルモン）の濃度も少ないことから、疲労の軽減が客観的にも裏づけられています。

この疲労軽減効果が、実は筋肉を強化するために有効に働いていると考えています。定期的に運動をすると、「疲労」→「回復＋超回復」を繰り返して波打ちながら右肩上がりに適応し、その結果、筋肉がついていきます。超回復とは筋肉が運動前の状態よりもさらに回復し、体力が高まる現象のことです。

疲労を軽減することで超回復のサイクルが速くなる、あるいは質のよいトレーニングができるようになる、そして、右肩上がりの勾配《こうばい》が大きくなる、そのため筋肉がつきやすい、筋トレの効果が出やすいのではないかと考えられます（図24）。

抹茶が腸内環境を整える

もう1つの理由は、やはり筋腸相関だろうと考えています。筋腸相関を少しだけおさらいしておくと、まず、腸内細菌は、体全体の調整役をしているということ。この腸内細菌は、食習慣をはじめとするさまざまな要因で変化するわけですが、いわゆる善玉菌を増やし、多様性を高めることで、腸内環境を〝よい状態〟にしてあげると、さまざまな物質、ビタミン類、多糖類《たとうるい》、アミノ酸、短鎖《たんさ》脂肪酸などを分泌します。

これらの物質が体の中のさまざまな部位に作用するのですが、筋肉もよい影響を受け、タンパク質合成やエネルギー産生の効率が高まり、マイオカインの分泌も増大します。

抹茶にはカテキンが多く含まれていて、かつ、善玉菌の餌となる食物繊維が豊富なので、腸内環境をよい方向に整える働きをし、その結果、筋肉にもよい影響を及ぼしていると考えられるのです。

筋腸相関を後押しする食習慣のイメージ(図25)

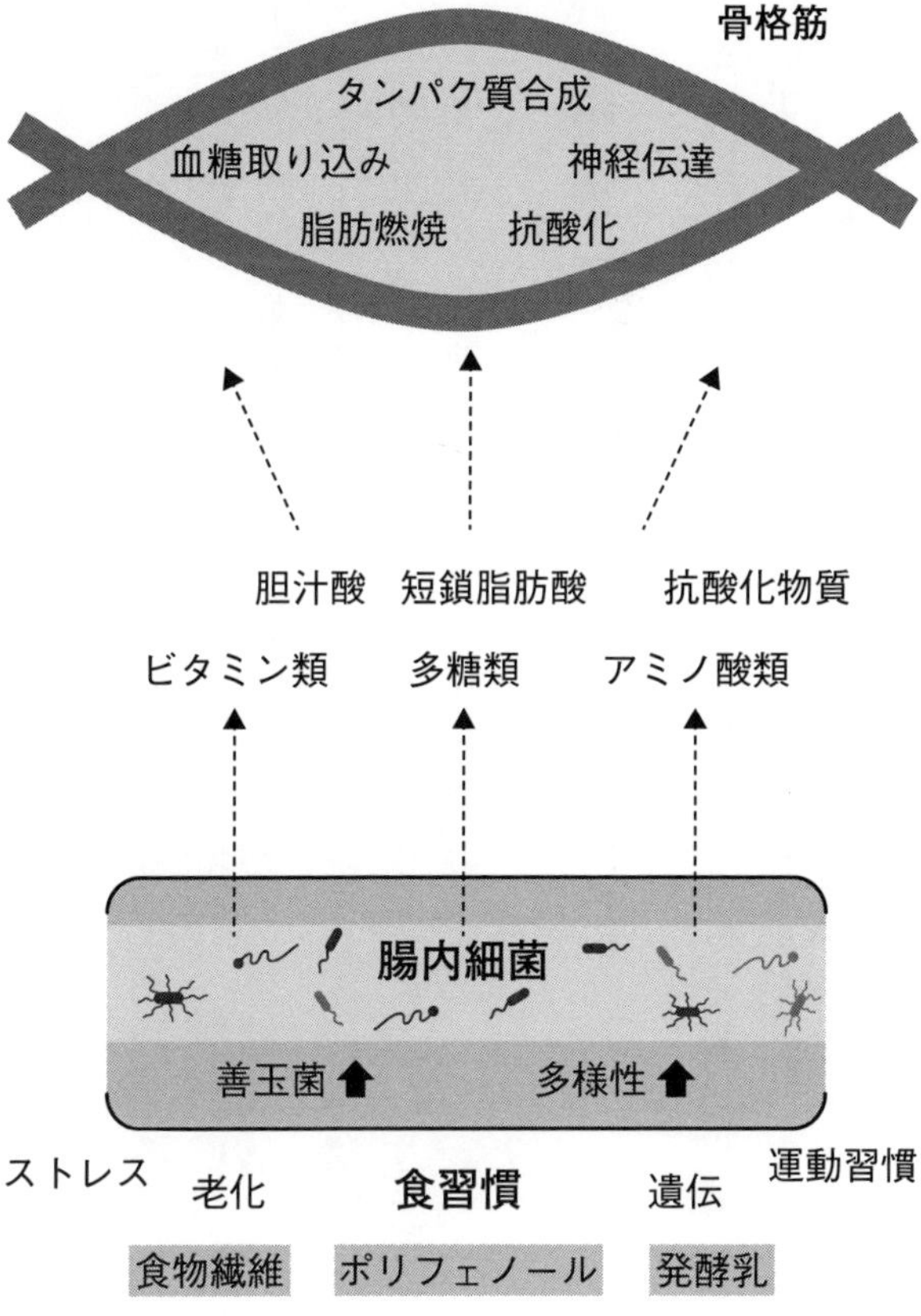

実験では、1日2杯の抹茶を飲んで筋トレをしてもらいましたが、このとき、体の中で何が起きているかを見てみました。

すると、腸内細菌の中の3つの善玉菌が増え、疲労と関係があるといわれる菌が減っていることがわかりました。さらに、この善玉菌の増加と、筋力の増加との関係を見てみると、正の相関関係があることがわかりました。

このことから、抹茶を飲んで疲労感を軽減したこと、腸内環境を良くしてあげたことが、筋力・筋肉量の増加につながっているのではないかと考えられます。つまり、筋腸相関のサイクルを、抹茶が後押ししている可能性があるのです。

野菜は「色のついたもの」をバランスよく

「この食材は健康によい」と聞くと、その食材ばかりを一生懸命摂りたがる人がいますが、栄養学の視点でいえば、これは効果的とはいえません。やはり、いろいろなものをバランスよく食べる、要は「バランスのよい食生活を」ということですが、もちろん理由があります。

たとえば、抗酸化成分。ひとくちに抗酸化作用といっても、実は食べ物の種類によって、抗酸化の発揮の仕方はまちまちです。

たとえば細胞膜の部分に働くものもあれば、中の細胞質の部分、あるいはミトコンドリアに働くものもあります。また、一重項酸素《いちじゅうこう》というアスタキサンチンが得意な活性酸素があることは前述しましたが、活性酸素の種類だけでも何種類もあるので、どの活性酸素を消去するのが得意なのか、ということもありますし、さらに抗酸化能力以外の機能や効能も含めれば、もう「抗酸化食品」と一括《ひとくく》りにするのは難しいといえるでしょう。

さらに、各成分には抗酸化以外の特徴的な能力もあります。ひとつひとつ異なる食品であることを認識して、いろいろな野菜をバランスよく食するのがよいと思います。

ヨーグルトや乳酸菌サプリより効果があるものとは

筋腸相関、腸内環境を整えるという意味で、ぜひ意識して摂っていただきたいのが食物繊維です。

腸内環境を整える目的で、ヨーグルトを毎朝食べたり、プロバイオティクス（人体に好ましい効果のある微生物）のサプリメントを常用したりしている人もいると思いますが、その効果は限定的だと考えています。

実は食から摂取した菌は、なかなか腸に定着しにくいという性質があります。朝食べたものが腸を通過して排便されるまで、という期限付きの効果ということになるでしょう。

また、さまざまな分野の腸内細菌研究の専門家と話す機会があるのですが、すべての人に合う乳酸菌というものは、なかなかないといいます。そうなると、自分に合ったものを見つけ出すのは難しいでしょう。たとえば自分の便を検査して、自分の腸内細菌の特徴を調べてそれに合わせた乳酸菌を摂取する、というアイデアもあるかもしれませんが、現状では誰もができるわけではありません。

一方、朝飲んで次の日には排出されてなくなってしまうようなもの（ヨーグルトなどプロバイオティクス）を摂るのも1つですが、自分がすでにもっている善玉菌を増やすことを考えたほうがさらによいのではないかという考え方が発展してきました。たしかに、人によって腸内フローラは異なるので、すでにある自分の腸の中で機能している善玉菌を増やすほうが確実です。

そのためには、善玉菌の餌となる食物繊維を摂る、ということが1つの方法だと思います。私自身も、野菜、果物、豆、海藻などを意識して食べるようにしています。とくに海藻や粘りのある野菜（モロヘイヤ、オクラなど）などに多く含まれる水溶性食物繊維は有効だと思っています。

食物繊維が足りない日本人

食物繊維は、「人の消化酵素で消化されない食物中の難消化成分」のことで、水溶性と不溶性があります。不溶性食物繊維は、キノコ類やナッツ類、野菜などに多く含まれる繊維質のもので、消化されずにそのまま便中に出てくるようなものです。

一方、水溶性食物繊維は、水分子と結合してゼリー状になる物質です。前述したとおり、善玉菌の餌になるだけでなく、下痢の場合は余分な水分を吸着してくれますし、便秘の場合は腸の蠕動《ぜんどう》運動を活発にしてくれるなどの働きがあります。

日本人の食生活は、欧米に比べて健康的といわれますが、私としては、和食には2つの注意点があると思っています。

1つは、塩分（食塩摂取量）が多いということ。実際、欧米に比べて日本人は塩分を多く摂っているというデータもあります。これはやはり和食の特性上、醤油、汁物、漬物が欠かせない、という習慣に起因すると思われます。

もう1つは、食物繊維が少ない。欧米の食事と比べても相当少ないといわれています。厚生労働省の「日本人の食事摂取基準（2025年版）」では成人女性17〜18g以上、男性20〜22g以上を毎日摂取することが目標とされていますが、実際の平均的摂取量は約13〜14g／日。1947年の調査時の27・4g／日から、約半分まで減ってしまっています。

食物繊維の摂取量を増やすなどして、日本人の腸内環境を良くする余地はまだまだあるはずで、腸内環境が良くなれば筋腸相関の働きでマイオカインも出やすくなり、腸だけでなく体全体を整えることにもつながるはずです。

レッドミートは〝人体にわるいスイッチ〟を押す〈筋肉にわるい食べもの1〉

逆に体にわるい、筋肉にわるい食材についてもいくつか挙げておきましょう。

1つは、当たり前ですが、脂肪です。量ももちろんですが、とくに気にしていただきたいのは脂肪の質。なかでも、レッドミート（牛肉、豚肉、羊肉など家畜の肉）、とくに脂身の多いものはなるべく摂らないようにしたほうがよいでしょう。レッドミートは良質のタンパク質を含んでいますが、脂肪には気をつけたいです。

そもそも脂肪は1gあたり9kcalと高エネルギーなので肥満の原因になります。脂肪は重要なエネルギー源ではありますが、摂り過ぎはおすすめできません。

それに加えて、鮭をはじめとする魚肉に含まれる脂は不飽和《ふほうわ》脂肪酸ですが、レッドミートに含まれる脂は多くが飽和脂肪酸です。飽和脂肪酸は、血液中の悪玉コレステロールを増加させたり、慢性炎症を引き起こしたりして心筋梗塞や動脈硬化のリスクを高めるなど、さまざまな〝わるいスイッチ〟を押していきます。筋肉に関していえば、代謝機能をわるくしたり、マイオカインを出しにくくしたりします。

食品添加物は長期間かけて人体を蝕む〈筋肉にわるい食べもの2〉

リーキーガットを起こしやすい添加物

「筋腸相関」のところでもふれましたが、リーキーガットという現象があり、最近の消化器分野の研究でもトピックとなっています。腸のバリア機能が衰《おとろ》えて、有害物質が腸の外に漏れ出て血管や臓器に入ってしまうという現象ですが、これを引き起こす原因の1つが食品添加物です。

食品添加物自体が体内に侵入して害になる、というよりは、食品添加物が腸のバリア機能を壊すことで、他の有害な物質を取り込みやすくしてしまう、ということなのです。

リーキーガットの怖いところは、有害物質が少しずつ漏れ出して浸透してくるというところ。急にお腹が痛くなるとか熱が出るなどということもなく、まったく自覚症状がないまま、少しずつ有害物質が漏れ出して、少しずつ蝕まれていく。いわばボディブローのようにダメージを受けることになります。

急にお腹が痛くなるなどの異常を感じれば、すぐにでも医師に診てもらうこともできますが、何か月もかけて、ときには1~2年もかけて徐々に蝕まれていくと、気がついたときには腸だけでなく全身の障害が進行し、炎症性疾患や代謝疾患が発症しているという事態にもなりかねません。

私たちのグループも、筋肉研究の立場からリーキーガットについても研究していて、糖化に関与する物質が腸から漏れ出て、筋肉に作用する可能性があることがわかりました。

糖化とは、体の中のタンパク質や脂肪が余分な糖と結びついて、いわゆる老化物質を生成すること。体をサビさせるイメージです。

筋肉に糖化の作用が及ぶと、筋肉そのものが弱々しくなったり、代謝が悪くなったりすることから、マイオカインの分泌にも悪い影響が出るだろうと考えています。


安全基準を満たしているはずだが…


食品添加物については、食品衛生法に基づいて安全な基準量が決められています。そして私たちの日常生活で食品添加物が短期的に悪影響を及ぼすことは考えにくいです。一方、食品添加物といってもさまざまなものがあり、すべての食品添加物を一括りにすることはできませんが、体になんらかの影響があるという報告はいくつかあります。

どこまでの程度であれば問題はないといえる範囲なのか、判断は難しいところだと思います。ただ、低いレベルであっても長い年月にわたって少しずつボディブローのようになんらかの影響を及ぼす可能性はあるのではないかと個人的には思っています。

とくに一部の着色料や乳化剤については、急速な変化をもたらすわけではないものの、長い目で見れば良くないだろうと思っていて、アスリートなどに食生活のアドバイスをするときにも必ず言及するようにしています。

もちろん、現代社会で生活している以上、食品添加物の摂取をゼロにすることは無理でしょう。なるべく摂りたくない、という方は、加工食品とインスタント食品は少なめにすることをおすすめします。

食べ過ぎに気をつけたい食品

ハムやベーコンなどの食肉加工品については、摂取量が多いほど大腸がんのリスクが高まることが疫学調査でも示されています。これにはいくつかの要因が考えられますが、動物性脂肪、塩分、それに加えてやはり食品添加物の影響はあるだろうと考えています。

インスタント食品については、リンを含んだ成分の影響もあると思います。リンは人体に必要な栄養素ではあるものの、日本人の標準的な食生活で欠乏することはほとんどありません。むしろ過剰に摂取することで、骨をもろくする、血管を詰まりやすくする、腎機能を低下させるなどの影響があるといわれています。

ある栄養学者は、カップ麺を湯通しして、さらにもう1回麺を洗ってから食べるとおっしゃっていました。

個人的には、たまに食べる程度ではそれほどのリスクはないだろうと考えていますが、毎日あるいは1日おきに食べるような人は要注意だと思います。

甘いものやジュースを避けるべき理由〈筋肉にわるい食べもの3〉

これも脂肪同様、よく知られていますが、甘いもの、砂糖や果糖を多く含んだ高糖質類の大量摂取は良くありません。動物実験で、リーキーガットを起こしやすい食生活について調べたことがあるのですが、やはり高脂肪食では起こしやすく、同様に、高糖質食でも起こしやすいことがわかっています。

果物は甘いので、摂りすぎは果糖の摂り過ぎにつながると心配している人がいますが、私の個人的な考えでは通常の生活の中で食べる量、たとえば食後にちょっとしたデザートを食べるといったレベルの量であれば、とくに気にする必要はないと思っています。むしろ、ビタミン、ミネラル、ポリフェノール、食物繊維などの成分を摂取できます。

確かに動物実験などで、果糖を過剰摂取すると悪い影響があることはわかっていますが、糖質制限が必要な基礎疾患などがなければ、基本的に問題はないでしょう。

むしろ注意すべきは飲料で摂る糖分です。たとえば、果汁100%のジュースにも果糖はたっぷり含まれています。野菜と果物のミックスジュースなどもありますが、これも同様です。

栄養に詳しい人でも誤解しがちなことですが、野菜や果物をジュースで摂ることは、生で食べるのとは異なると思ってください。1日分の必要量が摂れることなどを謳《うた》っている飲料は、いっけん効率よく栄養分を摂れるので便利だと思ってしまいがちです。

しかし、1日の栄養分は1日かけて摂取してこそ、正しく体に吸収されるものです。一気に体に入ってきたら、腸に高濃度の栄養分が曝露《ばくろ》され、過度な負担を強《し》いられます。果糖を一度に大量に摂取すると、血糖値が一気に上がって乱高下する原因にもなります。少しずつゆっくり摂取することが、よい栄養の摂り方といえます。

もちろん、野菜や果物のジュースも補助的に適量を飲むぶんには意義があるでしょう。

目的別に見た、マイオカインを活かす食材

ここまで見てきたように、マイオカインの分泌になんらかのかたちで影響する食材にはさまざまなものがあります。マイオカインにもさまざまな働きがあるので、目的に合った

食材を意識することでその効果をより活かすことができるはずです。

改めて、食とマイオカインの関係を目的別に整理してみました。

筋肉の代謝を高め、脂肪を燃焼させる

AMPK、PCG1α系の活性を高め、脂肪を燃やす。あるいは、ミトコンドリアを増やすことで、質のよい筋肉をつくる食材があります。

代表的なものの1つがアスタキサンチンで、私の研究対象でもありますが、他の研究者からも報告が出ていて、エビデンスレベルは高いといってよいでしょう。

また、赤ワインやブルーベリーに含まれるアントシアニン。同じく赤ワインやリンゴンベリー（コケモモ）に含まれるレスベラトロール。これは長寿遺伝子をオンにする効果などで、一時注目を集めたことがあります。玉ねぎやリンゴの薄い黄色に含まれるケルセチン。広い意味で、これもポリフェノールの一種です。

さらに、身近なところでは日本茶に含まれるカテキンも、こうした効果があることが報告されています。

こうした食品が、質のよい筋肉をつくり、アイリシンやβ《ベータ》アミノイソ酪酸などの分泌を促して体脂肪の燃焼をサポートするなどの働きを促します。

血糖を下げる

これは食材よりもむしろ食事と運動のタイミングが重要だと思いますが、インスリンによって増えるマイオカインもあります。インスリンは膵臓のβ《ベータ》細胞でつくられるホルモンで、血液中の糖を取り込んでエネルギーに変える重要な働きがあります。インスリンが作用すると筋肉に糖が取り込まれますが、同じように運動をしても、筋肉がインスリンの影響をどれくらい受けているのか、また筋肉の中に糖がある状態か、ない状態かで、乳酸、インターロイキン-6、SPARC、FGF21などの分泌の仕方が異なります。

骨や筋肉を強くする

筋トレをするとIGF-1（Insulin-like Growth Factor-1）というマイオカインが分泌されます。乳酸菌発酵乳や大豆に含まれるイソフラボンを摂取しても増えることが報告されています。

IGF-1はインスリンによく似た構造をもつタンパク質で、さまざまな組織を成長させ、骨を丈夫にしたり、筋肉を太くしたりします。また、肌の組織に作用して皮膚コラーゲンを増加させたり、頭髪育毛を期待できることから、美容関係からも注目されています。

体によいといわれる食事法とマイオカイン

一般に体によいとされる食事法も、マイオカインの働きから合理的に説明することができます。

地中海ダイエット――油はオリーブオイルを使用、色のついた野菜や豆類、魚を中心に摂取して、肉類、乳製品は控える、という食事法です。

ケトジェニックダイエット――これは低糖質・脂質を主なエネルギー源とする食事を続けることによって、肝臓でケトン体をつくり出してエネルギー源として働かせる、という食事法です。高血糖や過剰なインスリン分泌を防ぎ、アンチエイジングに効果があると紹介され、話題になりました。糖質を極限まで制限する極端な食事法なので、専門家の指導のもとでおこなわないとうまくいかなかったり、体に対するストレスが大きいという側面もあります。

和食——野菜、魚、豆類が豊富で、低脂肪、そして発酵食品が多いことから、健康食として世界でも注目されています。日本人の伝統的食文化として、２０１３年にユネスコ無形文化遺産にも登録されています。

これらの食事法に共通しているのが、「オメガ３系多《た》価《か》不《ふ》飽《ほう》和《わ》脂《し》肪《ぼう》酸《さん》（魚の脂）」「プロバイオティクス（善玉微生物）」「ポリフェノール」です。これらを摂取することは、結果的にマイオカインの分泌を増進することにつながります。

一方、高脂肪食を摂り続けると、反対にマイオカインの分泌を阻害し、血液中に分泌されるマイオカインを減らしてしまいます。

つまり、健康によいとされる食生活は、マイオカイン的視点から見ても理にかなった食生活であり、マイオカインを意識した食生活は健康によい、ということは、多くの経験からも実証されているといえるのです。

日常の栄養はサプリより食事から

鮭とアスタキサンチンのくだりでも少しふれましたが、必要な栄養素を毎日確実に摂取しようとするなら、サプリメントを利用するという発想もあるでしょう。

実際、コンビニやドラッグストアでさまざまなサプリメントが販売されていますし、1日に必要な○○（栄養素）をこれ1本に配合、などと謳った機能性飲料などもたくさんあります。こうしたサプリメントや機能性食品を利用することも、時と場合によっては有益でしょう。

体の管理を厳格にしたいアスリートなどは、こうしたサプリメントを利用している人も多いですし、私もアドバイスを求められておすすめすることもあります。しかし、基本的には栄養素は普段の食事から摂るのがよいと思っています。

たとえば、ビタミンCは、日本人の食事摂取基準で1日100㎎を摂取することが推奨されています。ビタミンCが欠乏すると、肌が乾燥したり脱力感を感じたりなどの症状が出ることもあるので、毎日確実に摂取したいところですが、この量を食品に換算すると、みかんなら約3個分になります。毎日食べ続けることは難しいこともあるでしょう。それならば、サプリメントのほうが手軽で確実、という考え方もあります。

だからといって、過剰摂取には要注意です。以前は、ビタミンCは多量に摂取しても体に害はないと考えられていました。水溶性ビタミンなので、余分な量は尿とともに排出されてしまうからというのがその理由です。

しかし今では、ビタミンCをサプリメントで毎日のように摂取すると、すでに紹介したとおり、体を酸化させてしまうプロオキシダントとなったり、運動の効果を弱めたりするリスクがあることが明らかになっています。ビタミンCに限らず、サプリメントなどで一度に大量の成分を摂取することは胃腸に負荷をかけることにもなります。

栄養素は食事から摂るべきもう1つの理由は、さまざまな栄養素を複合的に摂取できる、ということです。

体によい成分だけを集中的に効率よく…は間違い

私たちのグループでは、筋トレや持久力アップなどの研究と並行して、それらに効果的な食品や、食事の摂り方などについても、さまざまなデータをとりながら研究を進めています。その中で、1つの栄養素を集中して摂るよりも、いくつかの栄養素を、少しずつ同時に摂取することが効果的であるということがわかってきました。

実験では、まずマウスの後肢を不活動の状態にして、筋が萎縮したマウスをつくります。その後、アスタキサンチン、緑黄色野菜に多く含まれるβカロテン、リンゴンベリー（コケモモ）に多く含まれるレスベラトロールの3つの成分を与え、筋の回復（肥大）を観察しました。

その結果、各成分を単独で与えたマウスでは、アスタキサンチンを与えたマウスが、もっとも早く筋を回復させました。βカロテン、レスベラトロールでも、アスタキサンチンほどではないにせよ、ノーマル（通常食）以上の効果が認められます。しかし、もっとも筋回復の効果が大きかったのは、3つの食材を同時に摂取したマウスでした（図26）。

つまり、アスタキサンチンだけを摂取するよりも、3つの栄養素をバランスよく摂取するほうが効果が高い、という結果が出たのです。

同じ実験をヒトでもおこないました。運動習慣のない若齢者に、10週間、週2回の筋トレプログラムに参加してもらいます。このとき、2つの群に分け、一方の群には、鮭フレ

3種の成分による筋肉重量の変化（図26）

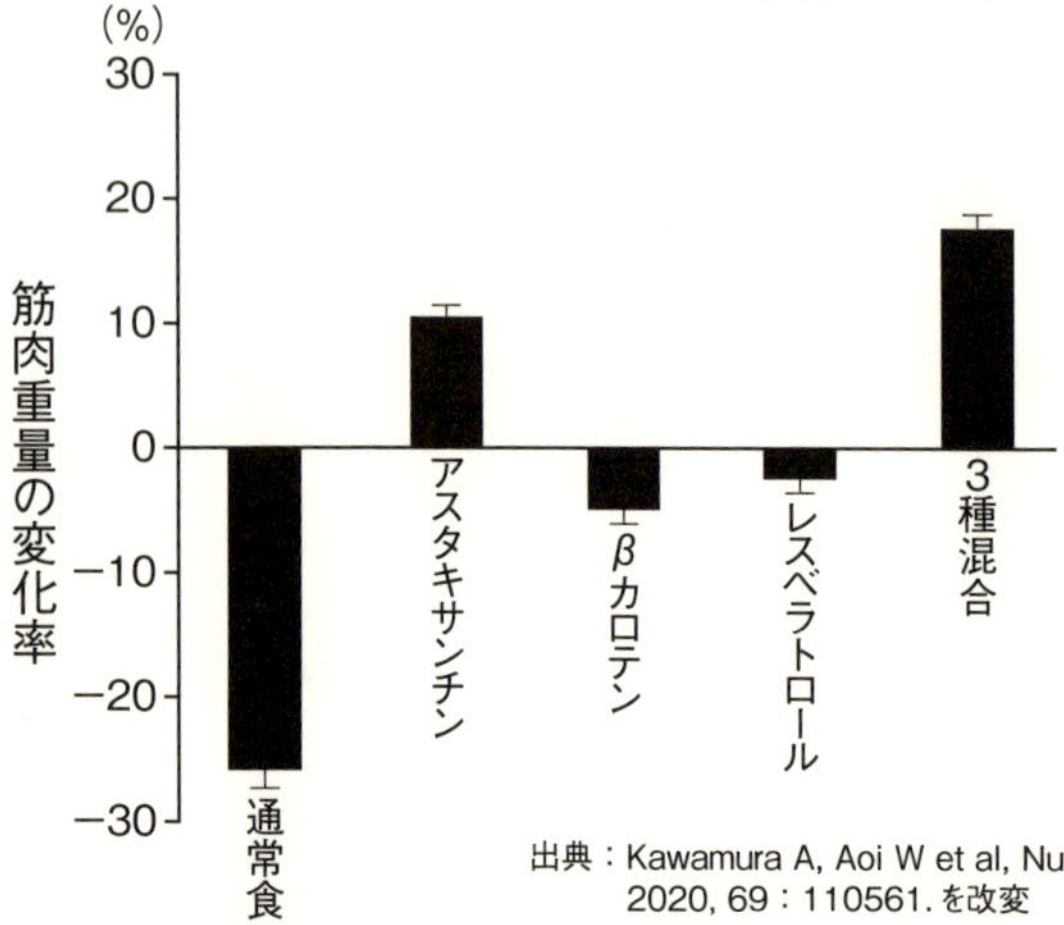

出典：Kawamura A, Aoi W et al, Nutrition. 2020, 69：110561. を改変

3種の食材を摂取後の最大の脚力（図27）

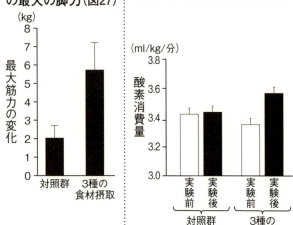

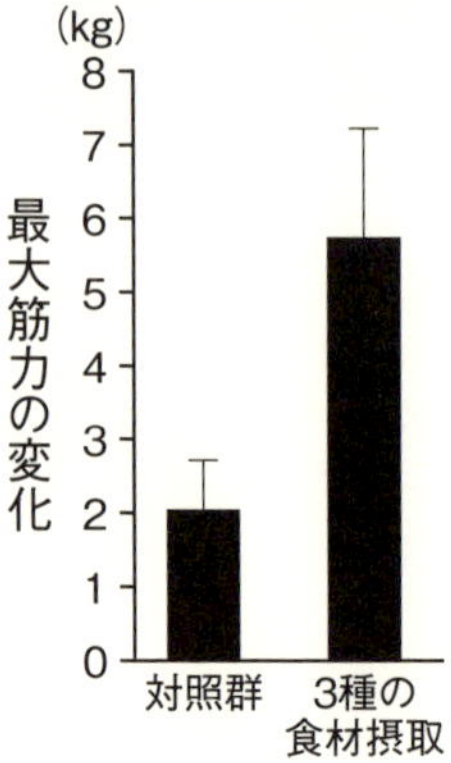

安静時の酸素消費量（図28）

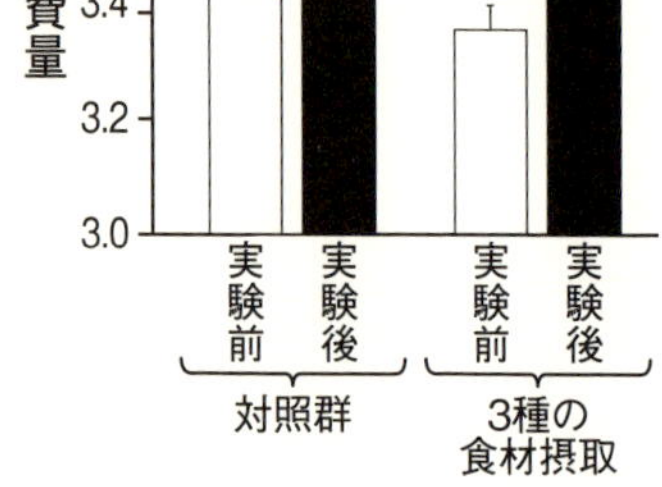

出典（図 27、28 とも）：
Kawamura A, Aoi W et al, Antioxidants. 2021, 10（1）, 113 を改変

ーク、100%野菜ジュース、リンゴンベリージャムを積極的に食べてもらいます。レスベラトロールは赤ワインにも含まれますが、実験でお酒を飲んでもらうわけにいかないので、リンゴンベリージャムを使用しました。そして、これらの食材を食べない対照群と比較しました。

その結果、対照群に比べて最大筋力の伸び率は約3倍に、また、エネルギー代謝能（酸素消費量）も良くなっています（図27、28）。

これらの実験からわかることは、体に有益な食物成分を、サプリメントなどで単独で大量に摂取するよりも、食材をバランスよく組み合わせて低用量で摂取するほうが効果的だということです。これは、私たちの研究結果だけでなく、多くの研究者が同様の結果を報告していて、やはり「サプリメントによる過剰な摂取よりもバランスのとれた食事」という考え方が重要であることが再認識されてきています。

サプリを賢く利用する方法

もちろん、サプリメントを否定するわけではありません。明確な目的をもって上手に利用すれば、確かに便利な方法だと思います。

たとえば、アスリートが筋力を増強するためには、一般の人の2倍近くのタンパク質摂取量を推奨されることもありますが、これだけの量を毎日食事で摂るのは大変です。肉食を多くすればどうしても脂肪も摂取することになるので、プロテインパウダーなどを活用する人も多いでしょう。

また、低用量のサプリメントであれば、普段の食事で野菜や果物が足りていないと感じたときに補助的に飲んだりするのもよいと思います。携帯しやすく、手軽にどこでも飲めるという利点もあります。

しかし、健康な人が、筋肉を増強させたり、運動の効果を高めようとして高用量のサプリメントを合理的な理由なく常用することはおすすめできません。もしも摂取するのであれば、食事で十分摂れないとき、基本的な栄養素が配合されているような総合ビタミン剤などがよいでしょう。この場合も、低用量のもので十分で、摂取量に注意が必要です。

総合ビタミン剤を常用していると健康を害する、などとメディアで報道されたこともあり、気にされる方もいるかもしれませんが、私としてはエビデンスがない以上、安易に結論づけることはできません。しかし、いくつかのビタミンやミネラルは過剰症が報告されているものがあります。

通常の食事で過剰症になることはまずありませんが、サプリメントにより高用量の摂取を続けるとリスクが高まることが懸念されています。またビタミンC、ビタミンEなどの抗酸化ビタミンも摂り過ぎると良くない、ということはあるでしょう。

酸化ストレスに対して、還元し過ぎることの弊害を最近は還元ストレスと呼ぶことがあります。活性酸素も、私たちの体の中で役に立っている部分もあるので、完全にシャットアウトしてしまうのも良くないということです。

マイオカインの効果はスポーツ界でも!

筋肉づくり、体力増強を目的としての食生活の最適化は、当然のことながらスポーツ界でも昔から重要なテーマの1つです。私自身も、これまでプロアマ問わずさまざまなアスリートの皆さんに運動栄養学の立場からアドバイスをしてきました。

その中には、オリンピックに出場経験のある陸上選手や、のちに監督になったプロ野球選手なども含まれます。スポーツ選手にとって、もちろん若く伸び盛りのときの食事のケアも大切ですが、アスリートとしてピークを迎えた後もまた、パフォーマンスをどれだけ維持できるか、ということも重要な課題です。

年齢を重ねてベテランになれば、体も変わってきますし、それに合わせて食事も変えていかなければいけないでしょう。若手以上に、抗酸化や腸内環境を意識する必要も出てきます。いわばアスリートのアンチエイジングでもあります。

もちろん、若手アスリートの栄養指導もおこないます。長距離ランナーのほか、大学アメリカンフットボール部の顧問もしているので、普段の食事について細かくアドバイスをすることもあります。

いずれにせよ、体が大切という意味では、アスリートだろうと一般人だろうと変わりありません。ぜひマイオカインの知識を活かして、健康維持に役立てていただきたいと思います。

著者が実践している食生活

この章の最後に、私自身が実践している食生活についてご紹介しましょう。

積極的に摂るようにしているものは、まず食物繊維と発酵食品です。とくに筋腸相関の研究の中でさまざまなデータや実験結果を目にしていると、やはり食物繊維や発酵食品の腸内環境を整える効果には目を見張るものがあります。

著者が実践する食生活（図29）

・積極的に摂っているもの

食物繊維／発酵食品／野菜（緑黄色野菜、紫キャベツ、玉ねぎ）／果物／魚／大豆／胡麻／チョコレート／シナモン／お茶／サプリ（アスタキサンチン、ビタミンなどを時々）

・摂り過ぎないようにしているもの

塩分（適度に）／飽和脂肪酸／加工食品／多量の糖類（低GIにする）／アルコール

腸内環境を良くすることで、筋肉の質も良くしていく効果があることはすでに述べたとおりです。若い頃は、食物繊維のように筋肉やエネルギーにならないものには目もくれず、タンパク質中心の食生活でしたが、今では、まず腸内環境を良くすることで筋肉に役立てる、という考え方に変わってきています。

野菜は全般に多く摂るようにしていますが、とくに色のついた野菜を意識して摂るようにしています。

魚、やはり鮭は積極的に食べるようにしています。

間食にあまり甘いものは良くないのですが、摂るならポリフェノールが豊富なチョコレート。なるべくならカカオ70％以上のもの。また、ナッツ類には良質な脂肪や食物繊維が含まれていて体によいので、アーモンドやマカデミアナッツなどが入ったものを選んでいます。

シナモンは血管によいので、コーヒーに入れたりして摂取します。チャイも、カフェなどでメニューにあれば選んでみる、という程度に意識はしています。

あとは一般的に体によいとされているもの。「まごわやさしい」という食育ワードはよく知られています。

ま：まめ類（大豆、納豆、黒豆など）
ご：胡麻《ごま》などの種実類《しゅじつるい》
わ：わかめなどの海藻類
や：野菜（緑黄色野菜や根菜など）
さ：魚・エビなどの魚介類（鮭、あじ、まぐろなど）
し：しいたけなどのきのこ類
い：いも類（じゃがいも、さつまいも、里いも、長いもなど）

これらの食材は意識して摂るようにしています。

続けること、習慣化することが重要

避けたい食品は、まずは塩分（食塩）。やはり年齢とともに、「適塩」を心がけるようにしています。飽和脂肪酸は、主に動物性の脂肪です。肉は好きなのですが、続けては食べないようにしています。加工食品も、食品添加物や塩分、飽和脂肪酸をたくさん含むものが多く、筋腸相関の観点からも、腸内環境を乱す恐れがあるので、なるべくなら避けたい食品です。

図29の表中に低ＧＩと書きました。「ＧＩ」とはグリセミック・インデックスの略で、食後血糖値の上昇度を示す指標です。低ＧＩ食品は、食後血糖値を上げにくい食品のことで、炭水化物食品の中では、玄米、全粒粉パン、そば、さつまいも、パスタなどが含まれます。アルコールは禁酒しているわけではなく、もともと飲めない体質なのです。

参考までに、私が若い頃、ボディビルをやっているときには筋肉にいい食べ物を雑誌などでいろいろ研究していたのですが、今になって思い出してみると、高タンパク質、低脂肪、低ＧＩの食事になっていて理にかなった食事だったことがわかります。

このような〝体にいい食生活〟は、思い立ったときにだけやるのではなく、とにかく続けることが大切です。そのためには、あまり神経質になり過ぎないこと。

たとえば魚を食べるときは、焼き魚よりも煮魚にして煮汁も食べたほうが不飽和脂肪酸などをしっかり摂れるという考え方もあります。確かに、一理ありますが、私自身はそこまで気にすることはしません。野菜なども生で食べたり、煮物にしたり、そのときどきで好きなものを食べるようにしています。

健康維持のために食事に気を使うことは大切ですが、あまりストイックに考え過ぎても、続かなければ意味がありません。食事も楽しみながら健康を続けよう、というのが私の考え方です。

5章 質のいい筋肉を育てる〈正しい運動習慣〉のすすめ

運動不足は、もはや世界の大問題

現代人の運動不足はどこまで深刻なのでしょうか。

全世界的に見た死亡危険因子は、次のとおり。

1位：高血圧、2位：喫煙、3位：高血糖、そして4位が身体活動の不足、つまり運動不足となっています。

この結果は、WHO（世界保健機関）が2010年に発表した「健康のための身体活動に関する国際勧告」の中で報告されて注目されました。

その後の研究結果でも状況は悪化する一方で、2022年には全世界の成人の3人に1人にあたる約18億人が運動不足、という研究報告もあります。この事態を、専門家も「運動不足はもはやパンデミックだ」と警鐘《けいしょう》を鳴らしています。

日本に限ってみても状況は変わりません。厚生労働省の調査によると、病気（非感染性疾患）による死亡の危険因子1位：喫煙、2位：高血圧、3位が身体活動の不足となっています。

一方、「近年は人々の健康への関心も高まり、昔と比べて意識も高まってきているのでは?」と思っている人も多いでしょう。しかし、厚生労働省が毎年発表している国民健康・栄養調査によれば、この30年間、1日の運動量（歩数）は男女ともに年々減少しているというのが現状です。

2020年以降、いわゆるコロナ禍《か》に突入すると感染症による死亡者数が激増しました。この間に人々の健康に影響を与えた危険因子は、コロナウイルスだけではないと私は考えています。

コロナ禍では、感染拡大防止のために社会活動が制限されました。通学からオンライン授業に、通勤からテレワークになり、ステイホームが推奨されました。運動量も減少し、食生活にも変化が生じます。

実際、健常成人の身体活動時間は、緊急事態宣言下で32・4%減少した、というデータがあります。現代人の死亡危険因子の1つである「運動不足」が明らかに加速しているわけです。その結果、とくに高齢者ではフレイルリスクが増加するなど深刻な影響を受けています。

精神と身体にダメージを与える運動不足

一方、若者への影響はどうだったか。大学生のうつ症状が2020年には例年の2倍に増加したというデータがあります。私たちのグループがおこなった大学生を対象とした調査では、座位《ざい》時間（座っている時間）が2時間も増えていました。

そして同時に増えたのが、スクリーンタイム。つまり、今まで活動（運動）に充てていた2時間が、YouTubeなどのSNSを見る時間に置き換わったということです。

こうしたデータからも、コロナ禍での身体活動・運動不足が、精神的にも身体にもダメージを与えていること、そしてそれが感染症による死亡リスクをさらに高めた可能性があると考えています。

毎日の生活の中に、習慣的な運動を取り入れることとは、筋力・基礎体力の維持という観点からだけでなく、将来の死亡リスクを軽減するという意味でも大切なことだと思っています。そうはいっても、まずは何からはじめればよいのかわからない、という人も多いでしょう。これから習慣的な運動をはじめるための指針として、私は次の3つのステップを推奨しています。

座位行動を減らす〈運動習慣のステップ1〉

ステップ1は「座位行動」を減らす。座位行動とは、椅子《いす》に座った状態のことで、もちろん寝転がってスマホを見ている時間も含めます。

座位行動は、厚生労働省の「健康づくりのための身体活動・運動ガイド2023」でも、キーワードの1つになっていて、「座りっぱなしの時間が長くなり過ぎないように注意する」ことが推奨されています。また、WHO（世界保健機関）の「身体活動及び座位行動に関するガイドライン」（2020年）でも同様に、「座りっぱなしの時間が短くなるように制限をかける」ことが推奨されています。

ある研究によれば、1日の座位時間が8時間を超えると、4時間未満の人に比べて死亡率が増加し、11時間以上になるとさらに顕著に増えるという結果が出ています。

では、実際に日本の現状はどうなっているのでしょうか。座位時間8時間以上の人の割合は、男性で38％、女性で33％。3人に1人が、1日8時間以上を座って過ごしていることになります。

座位時間を減らしましょう、といっても、仕事が基本デスクワークなので座っている時間を減らすのはなかなか難しい、という人もいるでしょう。そういう人は、続けて長く座り続けない、ということを意識してください。

ティータイムをとりに席を立つ、必要なものを（他人に任せず）自分でとりにいく、ちょっとパソコン画面から目を離してひと息入れる際に立ち上がって伸びをしてみる、オフィス内を少し歩いてみる、しばらく立ち仕事をする、などなんでもかまいません。

とにかく座り続けないこと。座り続けることで臀部《でんぶ》の筋肉が圧迫されて血流が滞《とどこお》りがちになります。こまめに腰をあげるようにしましょう。仕事以外で休日などに、どのくらい座位時間を減らせるかは気持ちの問題ですが、何もすることがないなどといわずに、買い物にいく、散歩をする、などちょっとした行動でも十分に効果はあると思います。

歩行＋筋トレ〈運動習慣のステップ2〉

ステップ2は、厚生労働省のガイドラインが推奨する身体活動。成人であれば1日60分以上（約8000歩以上）の歩行、高齢者は1日40分以上（約6000歩以上）の歩行。それにプラスして、週2～3日の筋トレ。

繰り返しになりますが、ジョギングなどの有酸素運動にプラスして筋トレを取り入れることが重要です。

筋トレを取り入れる際のポイントは、全身の筋肉を動かすということ。私たちのおこなったさまざまな実験でも、被験者の皆さんに「筋トレ」をしてもらう場合、ダンベルや複合型トレーニングマシンを使って8種目、各8～12回×3セット程度の筋トレで、さまざまな部位に負荷がかかるようにしました。

実験では効果を確認する必要があるので筋トレもしっかりやってもらいましたが、これからはじめるなら、まずは無理のない範囲からでいいでしょう。ただし、種目は1つだけでなく、できれば上半身、下半身1つずつはおこなうようにしましょう。

1か所の筋肉だけを鍛えてしまうと、別の筋肉が引っ張られてバランスが悪くなったり、姿勢が悪くなったりすることがあります。さらにいえば、骨が曲がったり、肩こりや腰痛の原因になることもあります。軽い筋トレであれば、それほど気にすることはないと思いますが、筋トレは全身を目標に。少なくとも、上半身と下半身1種目ずつです。

筋肉には、年齢とともに弱りやすい3つの部位があるといわれています。太もも、腹筋、上腕三頭筋《じょうわんさんとうきん》。筋トレでは、この3つを意識して鍛えるのがよいでしょう。

まずはスクワット。スクワットは筋トレの王道です。太ももの筋肉は大きいので、エネルギーを消費する効果も大きいといえます。もちろん、大きな筋肉を動かすことで、マイオカインの分泌も多くなります。

上腕三頭筋を鍛えるには腕立て伏せですが、フルの腕立て伏せは難しいという人も多いでしょう。そういう人は、膝《ひざ》をついておこなう膝つき腕立て伏せがおすすめです。これなら負荷となるのは上半身の重さだけなので、たいていの人にはできると思います。また、ソファのような椅子に座る姿勢で腰を浮かして手をつき、腕の屈伸運動をするのも効果的です。

スクワットと膝つき腕立て伏せで上下半身の筋トレができますが、もう1つ加えるとしたら上体起こし（腹筋）がよいでしょう。仰向けに寝転んだ状態から完全に上半身を起こして顔を膝につけるまでおこなうのはかなりの負荷がかかり、高齢者は腰を傷めてしまうリスクがあります。腕立て伏せ同様、上半身を完全に起こさず、頭から肩甲骨《けんこうこつ》付近までを少し浮かせて〝ヘソを覗《のぞ》く〟程度で十分効果があります。

日常の動きの中でできる〝身体活動〟としては、エレベーターやエスカレーターを使わずに階段を使う、目的地の一駅手前で降りて歩く、なども有効だと思います。

ややきつい運動〈運動習慣のステップ3〉

「歩く」と「走る」の中間ジョギング

ステップ2の、厚生労働省が推奨する運動を無理なくこなせるようになったら、さらにもうワンランク上を目指してみましょう。ステップ3は、「ややきつい」と感じる程度の運動です。体感で「ややきつい」と感じる程度とは、たとえば、友達と並んでジョギングをしているときに、おしゃべりをしながら楽しく走れるくらい、が目安です。

ペースが上がってくると、息が上がってきて会話する余裕もなくなってしまいます。そこまでの「きつい」運動は、アスリートでなければ必要ないでしょう。

たとえばウォーキングのスピードを少し上げて、「歩く」と「走る」の中間ぐらいで走る。これなら、おしゃべりをしながら楽しく続けることができます。このとき、踵《かかと》を少し浮かせるように意識すると、エネルギーを多めに消費することができ、またふくらはぎの筋力も鍛えられるのでより効果的です。

最近はアップルウォッチなどの便利なツールがあるので、脈拍でいくつぐらい、と基準を示せればよいのですが、基準は年齢によって異なるので明確にいうことはできません。たとえば同じ脈拍120でも、その強度は年齢によって異なります。

目安として、自分の最大の運動強度を100％としたら40～60％ぐらい、という感覚でしょう。ウォーキングが30～40％、早歩きまたは軽いジョギングが40％かそれ以上。ちょっと頑張ってジョギングするレベルが60％ぐらい。

これを超えてしまうと、筋肉が酸性化してきて疲労を感じるようになり、呼吸も荒くなっておしゃべりもしにくくなります。のちほど説明するオープンウィンドウの可能性が出てきますし、疲れが翌日に残ることもあるかもしれません。健康維持のための運動であれば、強度はそのくらいまでに抑えておくのがよいでしょう。

マイオカインも、ただ普通に歩くだけよりは、ジョギングなどをしたり、先に紹介した「高強度インターバル運動」などで〝少し頑張った〟ときに分泌されるものが多いです。

もちろん、マラソンをしようという人や、スポーツをやっていてパフォーマンスを追求しようとする人は、もっとしっかりと走り込む必要があると思いますが。

スクワットやダンベルは「ゆっくり」がコツ

筋トレの場合は、動きをスローにすることで、より負荷をかけることができます。スクワットであれば、一気に腰を落とさず4秒かけてゆっくり腰を落とす。そこから4秒かけてゆっくり膝を伸ばす。このくらいのペースで続ければ、自分の体重だけでかなりの負荷をかけることができます。

さらに負荷をかけるのであれば、500mlのペットボトル（約0・5kg）を両手にもってやってみましょう。これで4秒＋4秒のスロースクワットを10回、余裕があればこれを3セット。普段、運動をやり慣れていない人であれば、これでも筋肉痛になるくらいの筋トレになるはずです。

筋肉痛は、運動が「ややきつい」かどうかの1つの目安にはなりますが、これも個人差があるので判断が難しいところです。普段あまり動かないのに久しぶりに運動をはじめる人と、週3回習慣的に運動をしている人とでは、筋肉痛の出る度合いは当然違ってきます。筋肉痛を起こした筋肉を顕微鏡で見てみると組織が壊れているのがわかるように、筋肉痛は細かなケガで、痛みは炎症を起こしている証拠です。

通常、軽い筋肉痛であれば問題はありませんが、やはり、強い筋肉痛にならない範囲に抑えておくのがよいでしょう。

アスリートは風邪をひきやすい?!

ややきつい運動の範囲を超えてしまうと、かえって健康を害するリスクがあるということも覚えておいてください。

マイオカインを発見、提唱したペダーセン博士が以前から研究していた課題に、「オープンウィンドウセオリー」というものがあります。一言でいえば、「アスリートが風邪をひきやすいのはなぜか」。

運動不足の人が少し運動をするようになると、免疫力が上がって、風邪をひきにくくなります。しかし、さらに運動量を過度に上げていくと、むしろ風邪をひきやすくなり、その度合いは運動量とともに上昇します。そして、アスリートのように激しい運動をする人は、運動不足の人よりもかえって風邪をひきやすい、ということが昔から知られていました。これをグラフにすると「J」のかたちになることから「Jカーブモデル」と呼ばれています。

いったいなぜなのか。これは、激し過ぎる運動をすると、免疫を担当する細胞（リンパ球など）の働きが一時的に低下することが原因と考えられています。これを「オープンウインドウセオリー」と呼びます。

「過ぎたるは及ばざるがごとし」になる理由

人間の体は、有害なウイルスや菌を無秩序に体に入れないように、いわばバリアを張っています。ところが激しい運動をすると、このバリアの機能が一時的に落ちてしまい、病原菌に対してオープンウィンドウな状態になってしまう。風邪などの上気道感染については、このオープンウィンドウセオリーで説明できます。

もう1つ、筋腸相関もまた、オープンウィンドウと密接に関係します。腸は、有害物質を体に入れずに便として排出することで、やはりバリアの役割をしています。この腸のバリアも、激しい運動によって機能が低下し、有害物質が入りやすくなるということが最近わかってきました。

こうしたいくつかの要因から、激しい運動によって免疫機能が落ちてしまう、それが「オープンウィンドウ」です。

どの程度の運動で「オープンウィンドウ」になるのかは人それぞれなので、一概《いちがい》にいうことはできません。しかし、たとえば普段ほとんど運動をしない人が、急にマラソンに挑戦したりすれば、オープンウィンドウのリスクは高まるでしょう。

運動をはじめるなら、最初は無理をしない程度にして、そこから少しずつ距離を伸ばしたり、負荷を増したりするようにしましょう。「さぁ、運動をはじめよう」と一念発起《いちねんほっき》した人が、勢い余って週末に急に激しい運動をはじめたりすると、かえって健康を害する可能性があるので要注意です。

運動は1日のうち、いつおこなうとよいか

運動を習慣化するなら、1日のうちでいつ運動をするのがよいのでしょうか。

これは、食後2～3時間がよいといわれています。食事をしてから2～3時間経つと、食べたものが消化されます。吸収された糖や脂肪は筋肉にも取り込まれます。エネルギー満タンの状態をイメージしてください。この状態で一気に糖や脂肪をエネルギーに変えれ

ば、パフォーマンスも上がります。

食後30分程度では、食べたものが筋肉に吸収し切れていませんし、4時間以上経過すると血糖が下がり過ぎてエネルギーの材料が不足する恐れがあります。いくつかのマイオカインは、食後2~3時間のタイミングがもっとも出やすい、ということがわかっています。私たちが研究しているSPARCもそうです。

では、食後すぐの運動はどうでしょうか。よく食事をした後に〝腹ごなし〟にと少し歩いたりする人がいますが、実はこれは別の効果があります。食事をして約30分すると血糖値が高くなりますが、軽い運動はこの上昇を抑える効果があります。食後なのであまり激しい運動はおすすめしませんが、ただ歩くなど、なんでもよいので軽く体を動かせば、それだけでも血糖値を下げるというメリットがあります。

逆に、空腹時の運動はどうでしょう。

空腹時に運動をすると、実は体脂肪を燃やしやすい、という効果があります。低血糖状態なので、体に蓄えた体脂肪をエネルギーに変えようとするわけです。

このとき、インターロイキン-6が大量に分泌されます。インターロイキン-6は、善玉になったり悪玉になったりするマイオカイン（サイトカイン）ですが、出過ぎると悪玉になり、炎症を引き起こす働きがあります。

そのためスポーツ貧血のリスク因子にもなり得るといわれています。短時間の軽い運動ならリスクはありませんが、空腹時の激しい運動はあまりおすすめできません。

さらに、低血糖状態ではエネルギー源が足りなくなり、筋肉のタンパク質を壊してでもエネルギーを得ようとします。筋肉を増強するどころか、逆に筋肉を削ってしまうリスクがあるのです。

食後ウォーキングのすすめ

食後に軽くウォーキングすると、血中の中性脂肪を抑える効果があります。もともとは学生の卒業研究の一環としてはじめたのですが、昼休みに学内の教職員と学生が参加して健康的なお昼ご飯を食べて学内を散歩する「府大ウォーキング」という実験をおこなったことがあります。

京都府立大学の隣に京都府立植物園という西日本最大級の植物園があるのですが、ただ散歩するだけでなく、ここの名誉園長さんに参加していただいて、キャンパス内の樹木を解説してもらうというオプション付きです。

学生だけでなく、地域貢献活動として近所の住民の皆さんにも多数参加していただいて、楽しいイベントになりました。昼休み限定ということで、歩いた時間は実質15分程度でしたが、15分でも十分に血糖や脂肪を下げるには効果があると思います。

この府大ウォーキングをはじめる前に、実は、次のような実験をおこなっていました。被験者に3つの条件で実験をおこなってもらいます。1つ目は、食前に軽い運動をしてもらい、その後高脂肪・高炭水化物食を摂取してもらいます。2つ目は、高脂肪・高炭水化物食を摂取してもらい、その後、軽い運動をしてもらいます。3つ目は運動をせずに同じ高脂肪・高炭水化物食を摂取してもらいます。

高脂肪・高炭水化物食は学内で特注したカツカレー弁当。軽い運動は、学内2周、約30分のウォーキングと約15分のウェイトを使った軽い筋トレ。筋トレは、上半身・下半身にバランスよく負荷がかかるように8種目を1セットだけおこないます。各グループとも食事から、2時間ごとに採血して血液中の中性脂肪を測定しました。

通常、カツカレーのような脂肪を多く含んだ食事を摂取すると、食後に急激に血液中の中性脂肪が上がります。しかし、この脂肪の上昇を、運動によって抑えられることがわか

食後の血液中性脂肪の変化（図30）

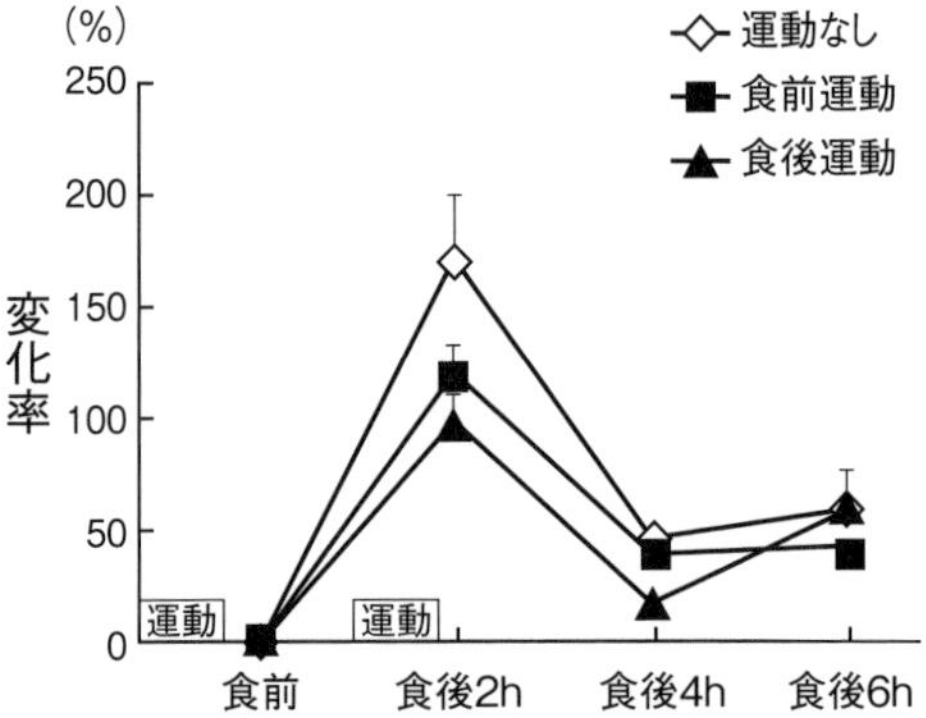

出典：Aoi W et al, Med Sci Sports Exerc. 2013. 45(2)：245-252. を改変

りました。運動は食前でも食後でも、上昇を抑える効果がありますが、食後のほうがより効果が大きいという結果が得られました（図30）。

また、運動をおこなった2つの条件では成長ホルモンの分泌も10倍以上にまで上がったことが確認できました。食後のウォーキングは、血液中性脂肪を下げるためにもおすすめです。カツカレーのような高脂肪・高炭水化物食を食べた後でも、脂肪の燃焼を助けてくれます。

ウォーキングだけでも十分に効果があると思いますが、可能であれば軽い筋トレもぜひいっしょにおこなってもらいたいと思います。成長ホルモンの分泌は、筋肉を増強してくれるだけでなく、脂肪を分解する効果もあります。

実験では、マイオカインの計測まではできなかったのですが、計測していればきっとよいデータがとれたでしょう。ウォーキングと軽い筋トレの〝合わせ技〟で合計40〜45分程度。実験なので、フォームに気をつけてしっかりと運動してもらいましたが、それでも1時間の昼休みの中でできる範囲です。

食事の後に15分でも軽くウォーキングをして、少し筋トレを加えてみる、という程度でも、習慣にするとよい効果があると思います。

実はこの実験の結果を、2013年にアメリカのスポーツ医学会専門誌に掲載したのですが、大きな反響がありました。ヨガやフィットネスなどの情報を発信している『Women's Health』という雑誌をはじめ、いくつかのメディアから取材依頼がきて、しばらく忙しかった記憶があります。いつもは基礎研究を中心におこなっていますが、こうした〝すぐに役に立つ〟研究も面白いものです。

早朝に運動するメリットとデメリット

早朝、朝食を摂る前にジョギングで汗を流すのが日課、という人もいるようですが、できれば30分以内のウォーキング程度にしておくとよいでしょう。ジョギング以上の有酸素運動や筋トレは、空腹時には避けたほうがよいと思います。あるいは少し何かお腹にいれてからにしましょう。

実は、私自身、この方法で体脂肪を減らすことができないか試してみたことがあります。筋肉を落とさずに体脂肪だけ落とすにはどうしたらいいのか、と考えて思いついたのが、早朝の運動でした。早朝の空腹時がいちばん体脂肪が燃焼しやすくなるからです。さらに、ブラックコーヒーを飲んでカフェインを摂取すれば、脂肪燃焼効果が高まります。スポーツ選手の中には、あえてこの方法で減量する人もいますが、あくまで緊急手段です。

私の場合はジョギングまでいかずに30分程度のウォーキングでしたが、それでも確かにかなり脂肪は燃えたという効果を実感しました。ただし、リスクとのせめぎ合いでした。運動量が過剰になると、筋肉が削れたり、マイオカインが暴走したりすることもあるので、しっかり体調管理ができる方でなければおすすめはできません。

運動を夕方におこなうことのメリット

運動をしたら腸内環境も良くなる。これは筋腸相関のところで説明したとおりです。前項では早朝の運動についてふれました。では朝夕のうちいつ運動するのがよいのか。オランダの知人のグループがマウス実験で調べたデータがあります。

それによると、運動するなら早朝より、夕方のほうがよい、という結果になっています。

あくまでマウス実験ではありますが、早朝にジョギング程度の運動をさせたマウスは動脈硬化を改善する効果がそれほど見られなかったのに対し、夕方に運動をさせたマウスでは、動脈硬化が顕著《けんちょ》に改善されています。また、早朝の運動では、脂肪や腸内細菌に変化は見られませんでしたが、夕方の運動では脂肪が減少し、腸内環境も良くなっています。

ジョギングを〝朝の日課〟にされている方も多いと思いますが、少なくとも動脈硬化の予防や、腸内細菌の改善という意味では、夕方がおすすめです。

確かに、早朝の運動は体への負荷が大きいのも事実です。早朝は交感神経が昂《たかぶ》っていますし、ストレスホルモンのコルチゾールは早朝が分泌のピークになります。早朝、目覚めたばかりの体は、実は意外とストレス応答が高い状態ともいえるのです。早朝、ジョギング中の突然死が多い、という報告もあります。

ジョギングは朝か、夕方か。考え方はいろいろあるかもしれませんが、個人的には、前項で述べたように早朝の強い運動はあまりおすすめできません。早朝にするなら、あまり体に負荷をかけない〝早歩き〟までにしておくのがよいと思います。

運動によるSPARC分泌（図31）

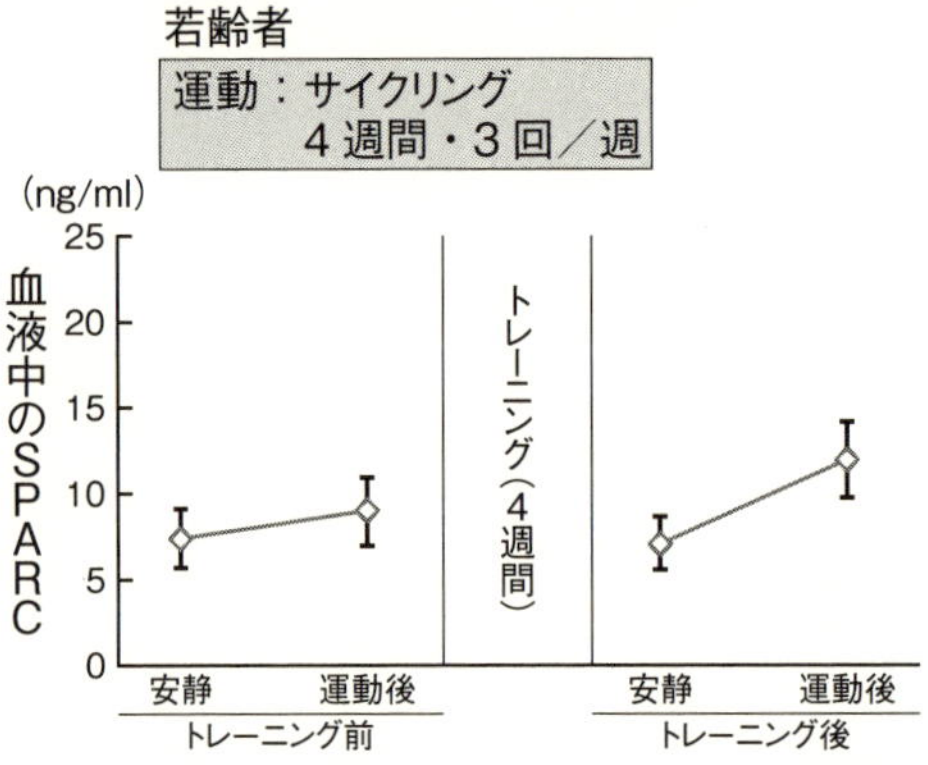

出典：Aoi W et al, Gut. 2013, 62(6)：882-9. を改変

高齢者でも運動の効果が期待できる

運動するとマイオカインが増える、と何度も述べてきましたが、それは若くて元気な人の話だろう、高齢者ではどうなんだ、と疑問に思う方もいるでしょう。私たちが発見したＳＰＡＲＣも、確かに最初は若い人たちを被験者として実験していました（図31）。そこで、高齢者でも若い人と同じように、運動によってＳＰＡＲＣは増えるのか、実験で確かめてみました。

その結果、まず最初にわかったことは、やはり高齢者は若齢者よりも増えにくい、ということです。これは、高齢者はもともと筋肉が少なく、また、強い運動もできない、ということが影響していると考えています。また、高齢になると個人差が大きいことも影響しています。

しかし、運動を習慣化してもらうと、SPARCが出やすくなることがわかりました。1か月運動した後では、1回の運動で分泌する量が増えたのです。

そのため、高齢者であっても運動を習慣にすることで恩恵を得られやすくなると考えられます。運動習慣は、老若男女を問わず大切ですが、高齢者ではとくに、運動を続けること、習慣にすることを意識することがポイントだと思います。

「質のいい筋肉」をつくるために

この本の中では何度も「質のいい筋肉」という言葉を使って、筋肉は量だけでなく質も大切であることを強調してきました。質のいい筋肉とは、代謝のいい筋肉、血中の糖や脂肪をどんどん取り込んでエネルギーに変えてくれる能力が高い筋肉であり、善玉マイオカインをたくさん分泌してくれる筋肉ということができます。

では、そんな質のいい筋肉をつくるにはどんな運動をすればよいのでしょうか。

筋肉の質は、ジョギングのような有酸素運動でも、筋トレでも、高めることはできます。

ただ、筋トレは筋肉を増強する効果のほうが大きく、ミトコンドリアを増やして代謝能力の高い筋肉をつくろうと思ったら、やはり有酸素運動のほうが効果的です。毎日ジョギングをして、食事ではポリフェノール、アスタキサンチン、ケルセチン、カテキンなどを多く含む食品を摂るようにすれば、より効果的でしょう。

有酸素運動に重点を置くか、筋トレに重点を置くかは、それぞれ目的によって異なることでしょう。私自身はといえば、週3回程度、ジムに通っています。筋トレが中心ですが、若い頃のように筋肉をつくることだけが目的ではなく、今は疾病予防、アンチエイジングのため、という意味合いが強いです。ある程度筋肉をつけておくことで、動ける体を維持したいと考えています。

こうした運動習慣に加えて、前章でご紹介したように食事にも気をつけているので、体重も若い頃から変わっていませんし、風邪をひいたりすることもほぼありません。インフルエンザなどの感染症に周囲がかかったときでも、私だけはかからなかったということが何度もありました。

やはり、運動と食事に関しては、長年のさまざまな研究の成果や実体験をもとに実践しているので、今の生活をこのまま続けていくのがよいだろうと思っています。

終章
〝大切な臓器〟筋肉を鍛えて健康を守る時代に

筋肉が担う「第3の働き」

筋肉という臓器が、体の中でどのような役割を担っているのか。1章でふれたとおり、これは大きく3つあると思っています。

1つは、当たり前ですが体を動かすという働き。もう1つは、食べたものを燃やす、もう少し厳密にいうなら脂肪と糖を燃やすという働き。「代謝」です。

体を動かすために、体に吸収した脂肪や糖をどんどん燃やしていく、もっぱら消費する、代謝していく。それが筋肉の大きな働きという考えが発展し、その頃から「代謝臓器」と呼ばれるようにもなりました。

今でも、一般に筋肉といえば「代謝臓器、燃やす場所」と認識されているのではないでしょうか。

そして、最近新たに加わった3つ目の働きが、マイオカインを分泌すること。脂肪や糖を取り込んで燃焼させるだけではなく、マイオカインを通して全身の臓器・器官に働きかけていく。筋肉には、こうした能動的な働きがあります。この3つ目の機能は20年ほど前にはまだわかっていませんでした。研究が進んでさまざまなことがわかってきたのはこの10年余りです。

ですから、今、「筋肉の働きは？」と問われれば、「以上のように3つある」というのが答えになると思います。これは私だけではなく、多くの研究者がそう思っていることでしょう。

意識されなかった「筋トレ」の健康効果

昔から数多くの研究者が筋肉に興味を示してきましたが、研究は主にアスリートのパフォーマンスを高めるなど運動機能に関するものが中心でした。運動は健康によい、ということは疫学データから多くのエビデンスが得られていましたが、筋肉そのものが健康や病気に直接結びつくとはそれほど認識されていませんでした。

少なくとも私が筋トレを本格的にはじめた高校時代には、そのような発想は世間にはまったくありませんでした。

当時「運動は健康によい」というときの「運動」は、ジョギングのような有酸素運動や、スポーツをしてときどき体を動かす、という類《たぐい》のものでした。健康のために筋トレをする、と考える人はほとんどいなかったのです。

私自身もまた、筋肉を入り口に栄養学の道に進み、スポーツのパフォーマンスを高める栄養や食などについて学びはじめましたが、それでもジョギングはもちろんのこと、筋トレもやはり体によいはずだという実感をもっていました。

栄養は、スポーツ選手だけのものではありません。もっと幅広く、若者から高齢の方までさまざまな年代の人たちの健康や病気の予防などに共通して活かせるはずだと思っていました。

当時すでに、やがては高齢化社会がやってくる、高齢者の健康維持が社会的課題になるといわれていました。今でいうサルコペニア、加齢とともに筋力が衰えて転倒してケガをする、要介護状態になる、というようなリスクを軽減するためには、やはり筋力が必要です。そんな発想から、スポーツから健康全般へ、自然と視野が広がっていきました。

筋肉を鍛えること、筋トレがいわゆる体づくりだけはなく、健康にもよいだろうということは、勉強すればするほど確信できました。

筋肉から全身へと関心が広がった

筋トレには、筋肉を増やす、力をつけるなど、ジョギングにはない効果があります。筋肉をつければ、当然、脂肪や糖を燃焼させる代謝臓器としての能力が上がります。ジョギングは、どちらかというと運動することでエネルギー（カロリー）を消費する効果が大きいのですが、筋トレは運動しているときにはそれほどエネルギーを消費しません。

その代わり、筋肉を増やすことで基礎代謝を上げる、つまり脂肪や糖を燃焼しやすい体質にすることができます。

そうすれば、24時間、ジョギングなどの運動をしていないときも脂肪や糖を燃焼しやすい体質に改善できる、それが筋トレです。

健康のための運動は、ジョギングだけでよいのだろうか。筋肉を鍛えることには、まだまだわかっていない効果があるのではないだろうか。そう考えるようになったのは、当時、医科大学に所属していたため、運動研究者の中ではメディカルな領域で活動していたのが大きかったと思います。

周囲には、がんをはじめとする重篤《じゅうとく》な疾病に取り組んでいる研究者がたくさんいたので、アドバイスをいただきながら自然とそうした視点を身につけていたということもあるでしょう。

当時の私の研究対象は、乳酸、酸化ストレス、細胞膜物質輸送などです。乳酸は今となってはマイオカインの1つに数えられますし、酸化ストレスは、筋肉だけでなく全身のさまざまな臓器・器官に影響を及ぼしています。細胞膜物質輸送とは、そもそも私たちの体は細胞でできていて、細胞の外から中へ、中から外へ、いろいろなものを運んでいるという機能です。

それらの研究を進めるうちに、筋肉の働きは、筋肉だけにとどまらず、なんらかのかたちで全身に関連している。筋肉への興味が、自然と全身への興味につながっていきました。ちょうどその頃から、大腸がんの予防には運動が効果的、ということが徐々にわかりはじめてきました。

そうした背景もあって、のちにがんを予防するマイオカインの発見につながる研究が、この頃スタートしました。

「筋トレ」のイメージを変えた新しいトレーニングの登場

また、基礎代謝を高める＝痩せやすい体をつくる、という意味で筋トレが注目されはじめたのもこの頃だと思います。筋肉を鍛えることが基礎代謝を高めることは研究者の間では常識でした。とくに、私が過去に学んだ筑波大学の運動栄養学研究室（当時）は、筋トレの健康効果を紹介したパイオニアでした。

しかし、まだ世間一般の常識としては広まっていませんでした。世の中の空気が変わったのは、2000年代後半、血流制限下での筋トレ（加圧トレーニング）が一般向けの運動として広まってきたあたりでしょう。

このトレーニングは、腕や足の付け根を専用のバンドで圧迫して、血流を悪くした状態で軽負荷の筋トレをおこなうというものです。

血流が酸素を運ばなくなると筋肉が酸欠状態になります。これは、激しい運動をして筋肉に酸素供給が追いつかなくなったときと同じ状態です。つまり、故意に酸欠状態にして軽い運動をすれば、激しい運動をしたときと同じような効果がある。たとえば、大量の成長ホルモンが分泌されるという原理です。

成長ホルモンは、筋肉をつくり、脂肪を分解し、肌にもよい作用をもたらします。健康維持や美容・アンチエイジングのために筋肉を鍛えようという発想が広まったのは、この頃からではないでしょうか。

このようにこの10~20年、運動の捉え方は、有酸素運動と筋トレの振れ幅の中で大きく変わってきたといえるでしょう。

今では、筋肉はアスリートだけのものではない、運動を習慣化することで健康になんらかの効果がある、ということが根付いてきたように感じます。筋トレは、有酸素運動と同じように健康維持のためになくてはならないもの、アンチエイジングにも重要な役割を担うものです。いわば筋トレが市民権を得た、というのが今の時代でしょう。

厚労省が「筋トレ」を推奨する時代に

2011年、世界でもっとも大きなスポーツ医学分野の学会である「アメリカスポーツ医学会」より、若手研究者賞をいただきました。アメリカ人ではなくアメリカ在住でもない研究者の受賞は異例ということでした。

私のそれまでの研究業績、とくにマイオカインの研究が評価されてのことですが、その後の研究活動の大きなモチベーションになりました。

アメリカスポーツ医学会では「Exercise is Medicine」（エクササイズは薬である）というフレーズがあります。ただ、運動は薬と違い、一朝一夕《いっちょういっせき》に健康状態が良くなるということはありません。その代わり、薬のように副作用を気にせず、習慣化することで確実に効果が得られるのが運動です。

すぐに目に見えて実感できるわけではありませんが、実は脂肪が燃焼している、がん細胞の芽がなくなる、というエビデンスが次々と報告され、積み重なってきたことが大きいと思います。

かつて筋トレはアスリートがおこなうものでしたが、今は会社帰りにジムに寄るなど筋トレが一般的になってきました。筋肉の研究が今こうしてさまざまな疾病の予防など、社会に役立つ成果を上げていることを私自身もうれしく思っています。

改めてこの本で私がいいたかったことは、筋肉の存在意義が変わった、筋トレの目的が変わったということです。今では厚生労働省が健康のために筋トレを取り入れることを推奨しているとは、時代は変わったものだと思います。

しかし、まだまだマイオカインは可能性を秘めた分野です。これからも毎年のように新たな報告や発見が相次ぐでしょう。どんなに研究が進んでも、体を動かすこと＝運動が健康維持に欠かせないということは、これからも変わることはないと思います。

おわりに

本書は、筋肉の新しい働き＝マイオカインの分泌に焦点をあてておお話ししてきました。運動と食事の健康効果は多岐にわたります。そして、筋肉と全身をつなぐマイオカインがその効果を支えています。多くの方にマイオカインのことを知っていただきたいという想いから本書を執筆した経緯があります。

筋肉を動かす、マイオカインを出す、全身をアップデートする。こんな感覚をもって体を動かしていただきたいです。

マイオカインを学ぶことによって体の巧みな仕組みを理解することができます。その裏側には、サイエンスの発展が必須で、近年も新しい発見の連続です。本書では、その一端にもふれましたが、研究の緻密さと面白さを感じていただければ幸いです。

研究を進めるには、知識、技術、機器、時間、コスト、そして人との出会いが必要です。本書でご紹介した研究の成果は、決して私一人で達成できたことではありません。

幸い、学生時代から今日に至るまで研究環境に恵まれました。恩師、共同研究者、同僚、そして学生の皆様との出会いにはとても感謝しています。また、スポーツを通しての恩師や仲間との出会いもかけがえのないものでした。若い頃の経験、マインドが今も原動力となっています。

最後になりましたが、本書を出版するにあたり、岡本象太様には大変お世話になりました。関係の皆さまに深く感謝します。

●参考文献一覧

『健康づくりのための身体活動・運動ガイド2023』厚生労働省
『日本人の食事摂取基準（2025年版）』厚生労働省
『体育の科学』2024年74巻8号（杏林書院）
Pedersen BK et al, Med Sci Sports Exerc. 26(2), 140-146, 1994
Pedersen BK et al, J Muscle Res Cell Motil. 24(2-3), 113-119, 2003
Nishida Y et al, Carotenoid Sci. 11, 16-20, 2007
Ristow M et al, Proc Natl Acad Sci USA. 106(21), 8665-8670, 2009
Boström P et al, Nature. 481(7382), 463-468, 2012
Aoi W et al, Gut. 62(6), 882-889, 2013
Iwasa M et al, Nutr J. 12, 83, 2013
Liu PH et al, J Clin Biochem Nutr. 54, 86-89, 2014
Agudelo LZ et al, Cell. 159(1), 33-45, 2014
Aoi W et al, Springerplus. 4, 377, 2015
Kishimoto H et al, Eur J Epidemiol. 31(3), 267-274, 2016
Sakuma K ed, The Plasticity of Skeletal Muscle-From Molecular Mechanism to Clinical Applications, Springer, 2017
Nylén C et al, Am J Physiol Endcrinol Metab. 315, E995-E1004, 2018
Aoi W et al, FASEB J. 33(9), 10551-10562, 2019
Pedersen BK, Nat Rev Endocrinol. 15(7), 383-392, 2019
Makizako H et al, Int J Environ Res Public Health. 18, 4832, 2021
Aoi W et al, Front in Endocrinol. 12, 697204, 2021
Aoi W et al, Biochem Biophys Res Commun. 612, 176-180, 2022
Shiratori Y et al, J Affect Disord Rep. 8, 100314, 2022
Kodama A et al, Int J Environ Res Public Health. 19, 986, 2022
Shigeta M et al, Nutr J. 22, 32, 2023
Aoi W et al, iScience. 26(3), 106251, 2023
Brooks GA et al., J Appl Physiol. 134, 529-548, 2023
Schönke M et al, FASEB J. 37(1), e22719, 2023
Assyov Y et al, Pharmacia. 71, 1-10, 2024

筋ホルモン マイオカインの威力

2025年２月18日　初版印刷
2025年２月28日　初版発行

著者◉青井 渉

企画・編集◉株式会社夢の設計社
〒162-0041　東京都新宿区早稲田鶴巻町543
電話（03）3267-7851（編集）

発行者◉小野寺優

発行所◉株式会社河出書房新社
〒162-8544　東京都新宿区東五軒町2-13
電話（03）3404-1201（営業）
https://www.kawade.co.jp/

DTP◉イールプランニング

印刷・製本◉中央精版印刷株式会社

Printed in Japan　ISBN978-4-309-50458-2